Sabine Pauli / Andrea Kisch

**Handgeschicklichkeit
bei Kindern**
Spielerische Förderung
von 4-10 Jahren

Wir danken unseren Kolleginnen für ihre anregenden Beiträge und Ideen zu unserem Buch und unseren Familienangehörigen für die tatkräftige Unterstützung:

– Anna und Evelyn für's Tippen
– Roland für die Hilfe am PC

Informationen über Fortbildungen zum Thema Handgeschicklichkeit bei Kindern unter:

info@ergotherapie-ravensburg.de
www.ergotherapie-ravensburg.de

Sabine Pauli / Andrea Kisch

Handgeschicklichkeit bei Kindern

Spielerische Förderung von 4-10 Jahren

verlag modernes lernen - Dortmund

Hinweis: Ein Antrag zum Markenrechtseintrag
für RAVEK ist in Bearbeitung

**Zu diesem Buch ist der RAVEK auch auf CD-ROM
unter der Bestell-Nr. 1075,
ISBN 978-3-8080-0634-4 erschienen.**

© 2008 by SolArgent Media AG, Basel

Veröffentlicht in der Edition:
verlag modernes lernen · Schleefstraße 14 · D-44287 Dortmund

Gesamtherstellung: Löer Druck GmbH, Dortmund

Illustrationen: Sylvie Beauvineau
Fotos S. 96: Ernst Fesseler (5)

Bestell-Nr. 1070   ISBN 978-3-8080-0627-6

Inhalt

Vorwort

Dieses Buch bietet klar gegliedert und praxisnah eine Arbeitsgrundlage für Ergotherapeuten und angrenzende Berufe.
Es enthält grundlegende Informationen zur gezielten Behandlung von fein- und grafomotorisch auffälligen Kindern von 4-10 Jahren.
Es beschreibt ausführlich die durchschnittliche Entwicklung der Handgeschicklichkeit, des Malens und der Grafomotorik.

Der erste Hauptteil des Buches ist eine reichhaltige Spielesammlung zu den wichtigsten Teilaspekten der Handgeschicklichkeit. Die Spiele regen zum zielgerichteten Arbeiten in kindgerechter Weise an.
Der zweite Hauptteil beinhaltet den umfassenden Erhebungsbogen:
RAVEK – Ravensburger **E**rhebungsbogen zur Erfassung fein- und grafomotorischer **K**ompetenzen.
Er enthält verschiedene Beobachtungsmöglichkeiten zu Feststellung der feinmotorischen Kompetenzen. Weiterhin bietet der **RAVEK** vier Malvorlagen in Form von Heißluftballons und Erfassungsbögen zur gezielten Beobachtung grafomotorischer Kompetenzen. Um die Beobachtungen interpretieren zu können, sind mögliche Auffälligkeiten der Kinder beschrieben.

Das Buch wird abgerundet mit Informationen über die grafomotorischen Besonderheiten beim linkshändigen Kind und Hinweisen darüber, was bei Kindern mit wechselndem Handgebrauch und unklarer Händigkeit beachtet werden sollte.
Die Leser bekommen Informationen mit Fotos zu den unterschiedlichen Stifthaltungen, sowie zur Auswahl des optimalen Schreibgeräts. Weiterhin gibt das Buch Anregungen zur therapeutischen Arbeit mit Schulkindern, die Schreibschwierigkeiten haben.

Der besseren Lesbarkeit wegen wurde generell auf die differenzierte weiblich / männliche Formulierung im Text verzichtet.

1. Die Entwicklung der Handgeschicklichkeit / des Malens / der Grafomotorik bei Kindern

Das Wissen über die normale Entwicklung der Handgeschicklichkeit ist eine Grundvoraussetzung, um den Entwicklungsstand eines Kindes erfassen zu können.
Auffällige zeitliche Abweichungen von der durchschnittlichen Entwicklung weisen entweder auf Probleme im Erfassen oder in der Ausführung der altersentsprechenden Tätigkeit hin oder sind Ausdruck einer mangelnden Förderung. Manche Kinder entwickeln sich schneller als andere. Sie sind besonders geschickt oder wurden optimal gefördert.
Kinder, die erhebliche Schwierigkeiten haben, fein- und grafomotorische Tätigkeiten qualitativ und quantitativ befriedigend durchzuführen, sollten genau beobachtet und diagnostiziert werden. Zusammen mit den Beobachtungen der Eltern, der Betreuungspersonen aus Kindergarten und Schule sowie den Ergebnissen standardisierter Tests ergibt sich die Grundlage für eine zielgerichtete Behandlung.

In der folgenden Darstellung wird die durchschnittliche Entwicklung der Handgeschicklichkeit bei Kindern von 0-10 Jahren aufgezeigt. Die für Therapeuten besonders wichtigen Entwicklungsschritte der Feinmotorik werden herausgestellt und beschrieben und mit der Entwicklung des Malens und der Grafomotorik ergänzt.

Damit die Entwicklung leicht zu erfassen ist, sind die Entwicklungsschritte des Kindes als *„Funktion"* dargestellt. Jeweils darunter sind Tätigkeiten als *„Beobachtungsmöglichkeit"* aufgeführt, mit der die Funktion beobachtet werden kann.

1.1 Die Entwicklung der Handgeschicklichkeit im ersten Lebensjahr

Die Entwicklung des Kindes im ersten Lebensjahr verläuft sehr schnell. Deshalb wird sie für diese Zeit in Monatsschritten dargestellt.
Viele Entwicklungsschritte bauen aufeinander auf. Wenn Kinder Entwicklungsschritte auslassen oder die altersentsprechenden Fertigkeiten nicht oder nur unzureichend erlernen, kann ihre weitere Entwicklung beeinträchtigt sein. Deshalb ist das Wissen über die normale Entwicklung unabdingbar.

Wenn ein Kind im ersten Lebensjahr von der Normalentwicklung um mehr als 2-3 Monate verzögert ist, sollte schon früh nach der Ursache geschaut und Fördermaßnahmen eingeleitet werden. Zur besseren Übersicht ist die Entwicklung in verkürzter Sprache dargestellt.

1. Monat

Funktion:

Die Hände sind durch den bestehenden Greifreflex überwiegend gefaustet • Öffnen der Hände erscheint noch unkoordiniert • Das Baby bringt die Hände einzeln zum Mund und saugt daran

Beobachtungsmöglichkeit:

Dem Baby die Zeigefinger in die Hände geben und es aus der Rückenlage leicht hochziehen – es klammert sich fest

2. Monat

Funktion:

Die Hände sind nur noch locker gefaustet und öffnen sich bei Berührung am Handrücken • Das Baby hält eine Rassel, die ihm in die Hand gegeben wird • Willkürliches Loslassen ist durch Weiterbestehen des Greifreflexes noch nicht möglich

Beobachtungsmöglichkeit:

Dem Baby eine Rassel in die Hand geben und daran ziehen – es kann diese nicht loslassen • Schwungvoll über den Handrücken zu den Fingern hin streichen – die Hand öffnet sich

3. Monat

Funktion:

Die Hände sind überwiegend geöffnet und Daumen oder einzelne Finger werden in den Mund gesteckt • Das Baby ergreift Dinge, die ihm in die Hand gegeben werden – es bewegt sie und lässt sie unabsichtlich wieder los • Es zupft und nestelt an allem, was es zufällig berührt – dieses wird „taktiles Greifen" genannt • Es steckt alles in den Mund – dabei kommen seine Hände und die Spielsachen zunehmend in sein Blickfeld • Das Baby beginnt, einzelne Finger zu bewegen und mit ihnen zu spielen • Das Zusammenführen der Hände über der Mittellinie wird möglich

Beobachtungsmöglichkeit:

Wenn die Hand des Babys mit einem Spielzeug berührt wird, greift und schaut es gleichzeitig danach

4. Monat

Funktion:

Das Baby ergreift aktiv und gezielt Spielzeug, nachdem es dies erblickt hat • Die Hände werden zunehmend über der Körpermitte zusammengeführt – damit beginnt die wichtige Hand-Hand Koordination • Das Baby spielt viel mit seinen Händen und schaut gleichzeitig darauf – dadurch bemerkt es, dass es selbst Bewegungen machen und Geräusche erzeugen kann • Die Verknüpfung der Sinnessysteme beim gleichzeitigen Greifen, Bewegen, Spüren, Hören und Sehen wird möglich

Beobachtungsmöglichkeit:

Ein Spielzeug ins Blickfeld des Babys halten – es greift sogleich danach und nimmt die andere Hand dazu • Wird ihm das Spielzeug weg genommen, wehrt es sich

5. Monat

Funktion:

Das Baby ertastet sämtliche erreichbare Gegenstände • Das Greifen wird zunehmend gezielter • Es kann den Daumen noch nicht isoliert bewegen, er liegt neben den Fingern und wird den anderen Fingern nicht gegenübergestellt, das Greifen in dieser Stellung heißt „palmarer Griff" • Die zunehmende Hand-Hand-Koordination ermöglicht dem Baby das beidhändige Betasten von Gegenständen

Beobachtungsmöglichkeit:

Mehrere Spielsachen in Reichweite des Babys legen – es holt sich etwas davon • Während es den Gegenstand mit einer Hand hält, betastet es ihn mit der anderen intensiv

6. Monat

Funktion:

Das Baby beginnt, Gegenstände von einer Hand in die andere zu übergeben, dadurch ist es in der Lage, Gegenstände zu drehen und zu wenden und somit ausführlich zu ertasten • Es sammelt viele Tasteindrücke, entwickelt Vorlieben und lehnt einige Dinge ab • Es beginnt, den Daumen zu opponieren • Durch den beginnenden Pinzettengriff mit gestrecktem Daumen, Zeige- und Mittelfinger kann es kleine Gegenstände ergreifen

Beobachtungsmöglichkeit:

Das Baby unterscheidet verschiedene Tastqualitäten • Es verweilt bei angenehmen Dingen länger als bei unangenehmen • Es ergreift kleine Gegenstände im Pinzettengriff

7. Monat

Funktion:

Das Baby übergibt ständig Gegenstände in seiner Körpermittellinie von einer Hand in die andere – es ertastet dabei die Formen und die Beschaffenheit der Gegenstände • Die Hand-Hand-Koordination wird zunehmend sicherer – dies ist eine Voraussetzung zur Entwicklung der Halte- und Arbeitshand und ein wichtiger Aspekt bei der Händigkeitsausprägung • Es kann noch nicht nacheinander mit beiden Händen Gegenstände ergreifen – die Zusammenarbeit der Hirnhälften ist nicht ausreichend entwickelt

Beobachtungsmöglichkeit:

Wenn das Baby ein Spielzeug in eine Hand bekommt, nimmt es die andere Hand dazu, betastet den Gegenstand und übergibt ihn mehrfach in die andere Hand • Sobald ihm ein zweites Spielzeug in die leere Hand gegeben wird, entfällt das Erste

8. Monat

Funktion:

Das Baby kann nun gleichzeitig oder auch nacheinander mit jeder Hand Gegenstände ergreifen und festhalten • Es klopft beide Gegenstände zusammen, haut sie mit schwungvollen Bewegungen auf eine Unterlage, dreht und wendet sie und schaut beide an • Spielsachen, die ihm entfallen sind, ergreift es erneut zielsicher

Beobachtungsmöglichkeit:

Das Baby hält in jeder Hand einen Gegenstand – sobald ihm einer davon entfällt, schaut es diesem nach und versucht, ihn wieder zu bekommen

9. Monat

Funktion:

Das Baby ergreift jetzt zwei kleine Gegenstände nacheinander mit einer Hand • Die hinteren und vorderen Finger können isoliert eingesetzt werden – damit ist die Voraussetzung für eine differenzierte Handkoordination gegeben • Mit Wonne wirft es Gegenstände hinunter – willkürliches und schnelles Loslassen ist möglich • Es klatscht mit den Händen wie bei „Backe, backe Kuchen" und spielt „Winke- winke" • Sein Pinzettengriff wird feiner und gezielter und es kann auch kleine Dinge wie Krümel und Rosinen aufheben

Beobachtungsmöglichkeit:
Wenn mehrere Gegenstände vor das Baby gelegt werden, versucht es, so viele wie möglich davon zu ergreifen • Es hebt Rosinen im Pinzettengriff auf

10. Monat

Funktion:
Das Baby bewegt seine Hände und Finger sowohl einzeln als auch zusammen • Es zeigt mit dem Zeigefinger auf bekannte abgebildete Gegenstände, kratzt, bohrt oder drückt auf Schalterknöpfe • Es blättert Buchseiten im Pappbilderbuch um und beginnt, Gefäße auszuräumen • Es probiert die Funktionen von Gegenständen aus und kann durch die Diadochokinese Drehbewegungen ausführen

Beobachtungsmöglichkeit:
Das Kind zeigt mit dem Zeigefinger im Bilderbuch auf bekannte Dinge, wenn man danach fragt • Es ahmt das Spiel „Fähnchen im Wind" nach

11. Monat

Funktion:
Das Kind beginnt, mit den Händen zu essen und aus einem Becher zu trinken • Es räumt Schubladen und Schränke aus, wirft Gegenstände mit Schwung weg und untersucht alle Gegenstände auf ihre Beschaffenheit und Funktion • Es drückt mit Vorliebe Knöpfe und dreht an allem Beweglichen • Das Kind beginnt, mit gebeugtem Zeigefinger und Daumen im Zangengriff sehr kleine Dinge wie Krümel, Fäden und Fusseln zu ergreifen

Beobachtungsmöglichkeit:
Das Kind räumt eine Kiste mit Spielsachen aus • Es untersucht Spielzeuge mit beweglichen Teilen auf ihre Funktion • Sehr kleine Brotkrümel ergreift es im Zangengriff und steckt sie in den Mund

12. Monat

Funktion:

Das Kind beginnt, mit dem Löffel zu essen • Es trinkt allein aus einem Becher, hilft mit, sich beim Baden mit dem Waschlappen zu waschen und will sich selbst kämmen, durch seine vielen Tast- und Bewegungserfahrungen ist es in der Lage, Tätigkeiten mit einem Werkzeug auszuführen • Es benutzt Schiebespielzeuge oder versucht, ein Spielzeug mit einem Stock vom Tisch zu werfen • Das Kind baut einen Turm aus zwei bis drei Klötzen – durch seine eigene Aufrichtung hat es die 3. Dimension entdeckt • Es spielt mit Konstruktionsspielzeug wie Duplo-Steinen, Stapelturm und Größenbechern

Beobachtungsmöglichkeit:

Das Kind baut einen vorgebauten Turm aus Klötzen nach • Es versucht, ein unter dem Schrank liegendes Spielzeug mit einem Stock zu erreichen

1.2 Die Entwicklung der Handgeschicklichkeit / des Malens / der Grafomotorik von 1-7 Jahren

Die Entwicklungsschritte sind nun nicht mehr so groß wie im 1. Lebensjahr. Sie sind in größeren Altersabschnitten dargestellt. Die Malentwicklung sowie die grafomotorische Entwicklung werden gesondert aufgeführt.

12-15 Monate

Funktion:

Das Kind gebraucht zunehmend Werkzeuge, es versucht, im Faustgriff mit dem Löffel zu essen, will Schlüssel in Schlüssellöcher stecken, Türen aufschließen, den Handfeger benützen, sich kämmen oder Zähne putzen • Es spielt mit Funktionsspielen wie z. B. einer Steckpyramide • Es zeigt mit gestrecktem Zeigefinger auf Personen und Dinge

Malentwicklung:

Das Kind kritzelt spontan im Faust- oder Tunnelgriff

Beobachtungsmöglichkeit:

Das Kind versucht, seine Zähne zu putzen • Mit einem dicken Stift malt es in Kritzelbewegungen

15-18 Monate

Funktion:

Das Essen mit dem Löffel klappt immer besser • Funktionsspiele mit der Formenbox, mit Größenbechern und ähnlichen Materialien werden interessant • Das Kind baut Türme aus bis zu 4 Klötzen und führt kleine Spielhandlungen bis zu Ende durch • Es interessiert sich nun zunehmend für die Funktionen von Gegenständen, probiert alles aus und übt sich durch häufige Wiederholung und Variationen • Es blättert einzelne Buchseiten aus Pappe behutsam um und führt mit dem Zeigefinger sehr differenzierte Bewegungen wie bohren oder kratzen aus • Komplexere feinmotorische Verrichtungen wie das Auspacken eines Bonbons gelingen jetzt

Malentwicklung:

Einen Stift hält das Kind im Faust- oder auch im Pfötchengriff und kritzelt mit kräftigen Pendelbewegungen

Beobachtungsmöglichkeit:

Das Kind isst seinen Brei selbst • Einen vorgebauten Turm aus 4 Klötzen baut es nach • Es sortiert Größenbecher ineinander

1 ½ – 2 Jahre

Funktion:

Beidhändige Verrichtungen wie das Auffädeln von großen Perlen auf eine stabile Schnur und das Aufschrauben einer Dose oder Flasche gelingen dem Kind immer besser – hierbei wird zunehmend die Bevorzugung der Hand, die hantiert und der anderen, die hält, sichtbar • Es baut Türme aus 4-8 Klötzen und beschäftigt sich mit konstruktivem Spielmaterial wie Nopper, Duplo, Steckspielen und einfachen Holzpuzzles

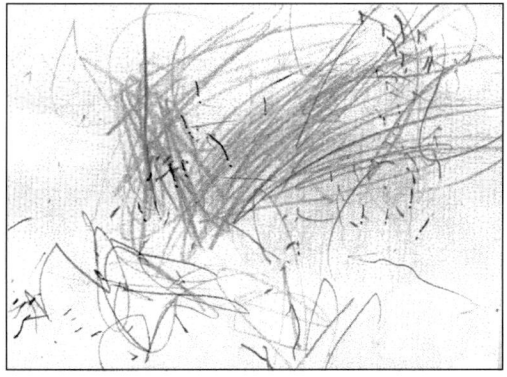

Malentwicklung:

Es malt im Faust- oder auch im Pfötchengriff aus dem ganzen Arm heraus Kritzelformen oder haut mit Wucht auf das Papier, so dass Punkte und Löcher entstehen

Beobachtungsmöglichkeit:

Das Kind fädelt mit sicherer Hand-Hand-Koordination und visueller Kontrolle große Perlen auf eine stabile Schnur

2 – 2 ½ Jahre

Funktion:

Das Essen gelingt nun weitgehend selbständig, dauert aber noch recht lange • Zufallsprodukte aus Duplosteinen oder Ähnlichem entstehen und das Kind spielt mit Sand, Wasser und Naturmaterialien • Die Feindosierung seiner gesamten Körperkoordination ist nun so weit entwickelt, das es ein zur Hälfte gefülltes Wasserglas durchs Zimmer tragen kann, ohne zu verschütten • Die Bevorzugung einer Hand wird erkennbar – Halte- und Arbeitshand zeigt sich deutlicher

Malentwicklung:

Das Kind malt erste Spiralen und Kreisformen und versucht, Flächen auszumalen. Die Bewegungssteuerung erfolgt zunehmend aus dem Ellenbogen- und Handgelenk

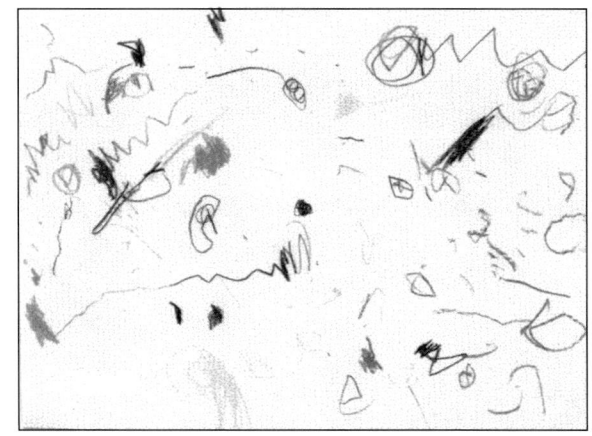

Beobachtungsmöglichkeit:

Das Kind befüllt beim Sandkastenspiel mit einer Schaufel Sandformen • Es trägt ein zur Hälfte gefülltes Glas Wasser durch einen Raum, ohne zu verschütten

2 ½ – 3 Jahre

Funktion:

Das Kind kann einen Wasserhahn und eine Flasche auf- und zudrehen • Es baut 3-dimensionale Zufallsprodukte aus Duplosteinen oder Ähnlichem und stellt Reihen von Spielsachen auf • Es dosiert nun seine gesamte Körperbewegungen so fein, dass es ein fast volles Glas auch über einen unebenen Untergrund wie Rasen oder eine Schwelle tragen kann, ohne zu verschütten

Malentwicklung:

Beim Malen hält es den Stift zunehmend in einem Feingriff und malt geschlossene Kreise und Spiralen sowie senkrechte und waagerechte Striche

Beobachtungsmöglichkeit:

Das Kind schraubt einen lockeren Flaschenverschluss auf und trägt ein Glas

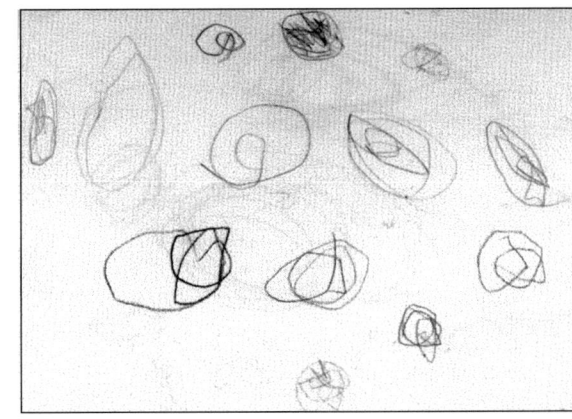

Wasser über die Schwelle in den Garten

3 – 3 1/2 Jahre

Funktion:

Das Kind kann große Knöpfe und Reißverschlüsse öffnen und mit der Schere Schnipsel schneiden • Seine 3-dimensionalen Bauwerke sind zu erkennen. Es kann z. B. eine Brücke aus 3 Teilen bauen

Malentwicklung:

Das Kind beginnt, den Stift im Dreipunktgriff zu halten • Aus Kreisen, waagerechten und senkrechten Linien entstehen geometrische Formen wie Kreuze und Vierecke

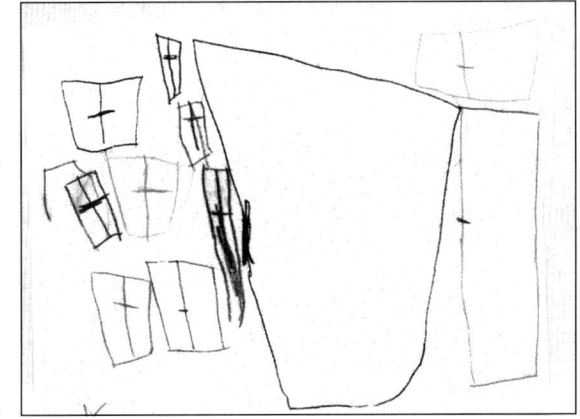

Beobachtungsmöglichkeit:

Das Kind baut eine Brücke aus 3 Klötzen nach • Es schneidet einen Streifen aus farbigem Papier in Schnipsel

3 ¹/₂ – 4 Jahre

Funktion:

Inzwischen kann das Kind kleine Knöpfe öffnen und große schließen • Es beginnt, großräumig Dinge oder Formen auszuschneiden und benutzt einfache Kinderwerkzeuge wie Schraubenzieher und Hammer. Mit weicher Knete kann es eine Kugel und eine Wurst nachkneten

Malentwicklung:

Das Kind malt erste Kopf- oder Gliederfüßler aus mindestens 3 Teilen. Die Arme sind rechtwinklig und noch oft am Kopf angesetzt

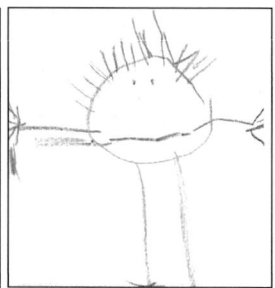

Beobachtungsmöglichkeit:

Das Kind baut aus Baufix einfache Konstruktionen und zieht die Schrauben mit dem Holzschraubenzieher an • Es formt Kugeln und Würste aus Knete oder aus Teig

4 – 4 ¹/₂ Jahre

Funktion:

Das Kind kann würfeln, Spielfiguren gezielt aufstellen und somit einfache Brettspiele spielen • Es fädelt kleine Perlen auf einen Draht und reißt Papierschnipsel • Durch die isolierte Fingerbeweglichkeit kann es im Kindergarten einfache Fingerspiele mitmachen • Das Kind baut aus Duplo oder ähnlichem Material z. B. Garagen oder Tierställe und hat genügend Kraft, um Wäscheklammern anzuklammern

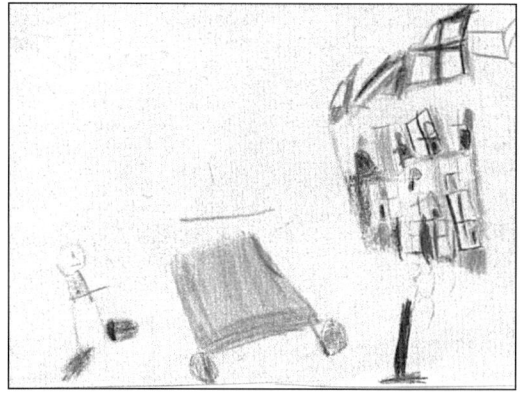

Malentwicklung:

Den Stift hält es im Dreipunktgriff • Beim Ausmalen bleibt es in etwa in der Begrenzung und versucht, erste Schrägen, z. B. von Dächern, zu malen • Bekannte Dinge werden, teilweise noch ohne klare Gliederung von oben und unten, auf dem ganzen Blatt verteilt – Es entstehen so genannte Umgebungsbilder

Beobachtungsmöglichkeit:

Das Kind klammert Wäschestücke fest, wenn man sie ihm an eine niedere Leine hält • Es reißt bunte Schnipsel als Fischschuppen und klebt sie auf einen ausgeschnittenen Fisch

4 1/2 – 5 Jahre

Funktion:

Das Kind beginnt mit Messer und Gabel zu essen • Seine Handdominanz ist so weit gefestigt, dass die Arbeits- und Haltehand immer eindeutiger sichtbar wird • Mit einer Hand kann es nacheinander mehrere kleine Gegenstände einsammeln und exakte Fingerbewegungen wie z. B. bei Schnipsspielen durchführen • Es steckt Büroklammern und kleine Wäscheklammern auf und lernt, einen Knoten zu machen • Es beherrscht einfache Kinderwerktechniken wie Papierflechten und Sticken auf Pappkarten • Mit der Schere schneidet es relativ gerade an einer Linie entlang

Malentwicklung:

In seinen Bildern beginnt es, gegenständlich zu malen • Seine Menschdarstellung besteht aus mindestens 6 Teilen • Die Schrägen werden sicherer und der Bildaufbau von oben und unten klarer

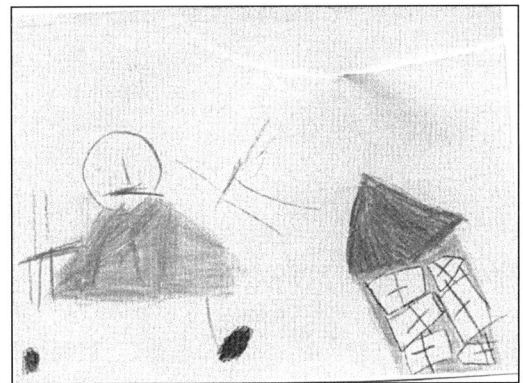

Beobachtungsmöglichkeit:

Das Kind schnipst mit verschiedenen Fingern Glasnuggets durch ein Tor aus Klötzen • Es verpackt Spielsachen zu Päckchen und verknotet sie mit Schnur • Es schneidet aus einer Zeitung ein Foto nahezu exakt aus

5 – 5 1/2 Jahre

Funktion:

Mit einer Pinzette ergreift das Kind nun kleine Perlen, spielt Mikado und fertigt einfache Faltarbeiten wie z. B. „Himmel und Hölle" an • Es schneidet Formen wie Viereck und Kreis exakt auf der Linie aus • Es lernt, die Schleife seiner Schuhe zu binden

Malen und Grafomotorik:

Das Kind benutzt beim Malen spontan kleine Grundformen und erste fortlaufende Muster • Es malt sicher Schrägen und auf seinen Bildern ist der Boden deutlich als Standlinie dargestellt • Die Bilder sind detaillierter, differenzierter und farbenfroher • Es beginnt, seinen Namen in Druckbuchstaben abzuschreiben – teilweise spie-

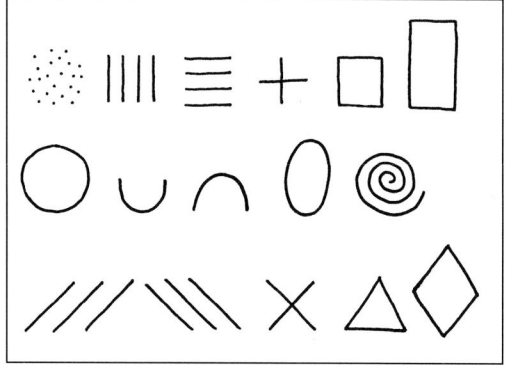

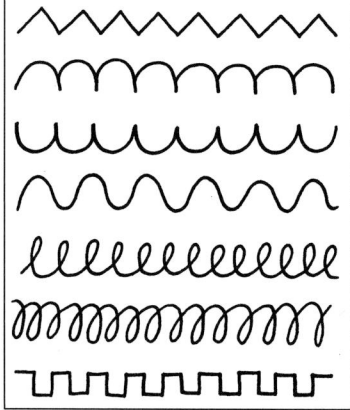

gelt es dabei einzelne Buchstaben, was in diesem Alter zu akzeptieren ist

Beobachtungsmöglichkeit:

Das Kind erfasst mit einer Pinzette Bügelperlen und legt sie als Futter vor Spieltiere • Es schneidet komplexere aufgemalte Formen wie z. B. Sterne exakt aus und klebt sie auf

5 ½ – 6 Jahre

Funktion:

Das Kind bindet seine Schuhe selbständig • Durch seine gute Hand-Hand-Koordination, isolierte Fingerbeweglichkeit und sichere Richtungswahrnehmung lernt es verschiedene Werktechniken wie Kordeldrehen, Fingerhäkeln oder ein Wollknäuel aufzuwickeln • Es kann schwierigere Formen wie z. B. Tiere aus dickerem Papier ausschneiden und es gelingt ihm, ein aufgemaltes Quadrat und einen Kreis aus Papier auszureißen

Malen und Grafomotorik:

Das Kind malt in seinen Bildern Personen, Tiere und Gebäude teilweise von der Seite und beginnt, Dinge dreidimensional darzustellen • Beim Malen benützt es spontan einfache, fortlaufende Muster und erlernt dar-

24

über sämtliche Grundmuster, die Grundlage der Schreibschrift

Beobachtungsmöglichkeit:

Das Kind stellt eine gedrehte Kordel her und verwendet diese als Leine für einen ausgeschnittenen Hund

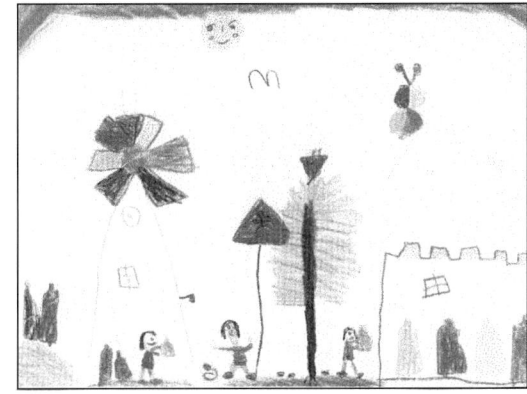

6 – 6 ½ Jahre

Funktion:

Das Essen mit Messer und Gabel gelingt dem Kind recht gut • Es kann ein Brot mit weicher Butter und Marmelade bestreichen • Es übermalt Geldmünzen mit Frottagetechnik und schneidet diese exakt als Spielgeld aus

Malen und Grafomotorik:

Das Kind malt kleine Formen, z. B. bei Mandalas, deckend aus – die Bewegungen werden flüssig aus Handgelenk und Fingern geführt • Es ist in der Lage, unterschiedliche einfache graphische Muster zu erfassen und annähernd in der richtigen Größe und Raumlage wiederzugeben • Druckbuchstaben und Zahlen erfasst es und lernt darüber schreiben

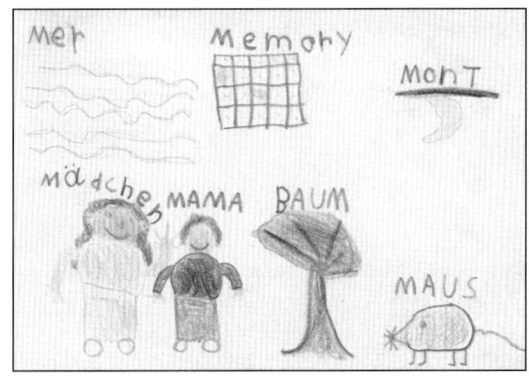

Beobachtungsmöglichkeit:

Das Kind fertigt aus Ton einen Pizzaboden an und bestreicht ihn mit einem Messer mit Fingerfarbe als Tomatensoße • Aus verschiedenfarbener Knete stellt es unterschiedliche kleine Formen als Pizzabelag her • Es zerschneidet die fertige Spielpizza mit Messer und Gabel und verteilt sie auf Teller • Um zu bezahlen, fertigt es mit Frottagetechnik Spielgeld an

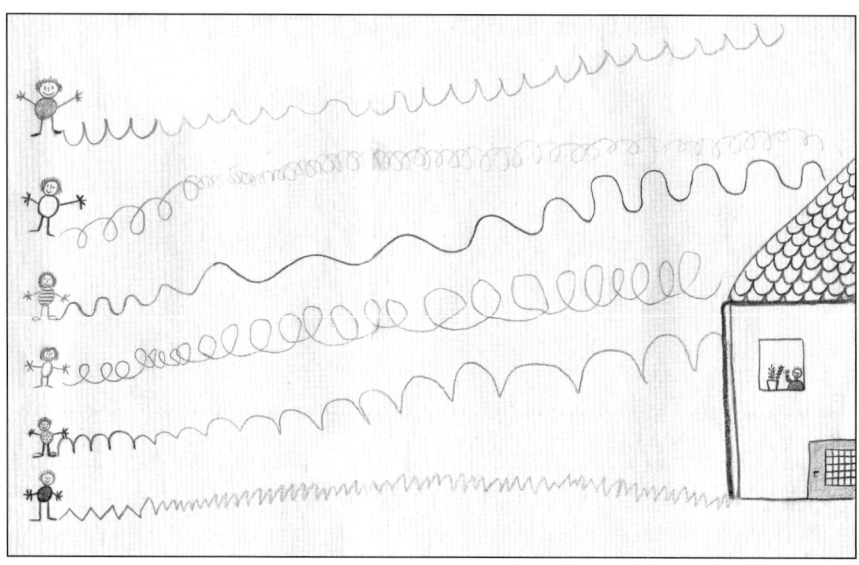

6 ¹/₂ – 7 Jahre

Funktion:

Die feinmotorische Geschicklichkeit des Kindes ist nun so weit fortge-schritten, dass es sicher Spitzer, Radiergummi und für einfache Zeich-nungen auch ein Lineal benützen kann • Es strickt mit einer Strickgabel oder Stricklisel und benützt verschiedene einfache Werkzeuge wie Ham-mer, Schraubenzieher und Bügelsäge • Aus Papier kann es eine Schlan-genlinie und eine Spirale exakt ausschneiden und ausreißen

Malen und Grafomotorik:

Das Kind malt kleine, fortlaufende Muster in alle Richtungen und hat damit die Fähigkeit, zusätzlich zur Druckschrift die Schreibschrift mit ihren wechselnden, gegenläufigen Bewegungen zu erlernen • Seine Stift-haltung ist so geübt, dass es ausdauernd malen und schreiben kann

Beobachtungsmöglichkeit:

Das Kind kann zum Bau eines Holzboots die Werkzeuge adäquat ein-setzen • Von einer gespielten Seereise schickt es einen Brief, der mit verschiedenen fortlaufenden Mustern gestaltet ist

1.3 Die Entwicklung der Handgeschicklichkeit / des Malens / der Grafomotorik von 7-10 Jahren

Die Handgeschicklichkeit der Kinder nach dem 7. Lebensjahr ist schon sehr differenziert. Kinder experimentieren im freien Spiel vielfältig und sind durch diese Vorerfahrungen in der Lage, selbständig zu basteln und zu werken. Allerdings brauchen sie Anregung und Unterstützung im Elternhaus, Kindergarten, Freundeskreis, in der Freizeit und in der Schule. Die Erziehung zum Selber-Tun und zur Selbständigkeit prägt ein Kind darin, ob es mehr oder weniger Handgeschicklichkeit entwickeln kann. Ein Kind, mit dem gewerkt, gemalt und gestaltet oder auch gekocht und gebacken wird, hat darüber viele Übungsmöglichkeiten. Der bekannte Spruch: „Was Hänschen nicht lernt, lernt Hans nimmermehr" beinhaltet die Aussage, dass Grunderfahrungen, die das Kind frühzeitig macht, die Basis für die weitere fein- und grafomotorische Entwicklung darstellen. Im weiteren Verlauf der kindlichen Entwicklung finden vielfältige Verfeinerungen der fein- und grafomotorischen Kompetenzen bis hin zur Automatisierung der Bewegungs- und Handlungsabläufe statt.

7-8 Jahre

Feinmotorik:

Die Fähigkeit, die Finger einzeln und auch koordiniert zu bewegen, ermöglicht die Durchführung von komplexen und schnellen Fingerspielen. Die Feindosierung der Bewegung kann der jeweiligen Aufgabe in vielfältiger Weise angepasst werden. Die Kraftdosierung bis hin zur Behutsamkeit ermöglich dem Kind, Geschicklichkeitsspiele wie Mikado mit Erfolg auszuführen. Es kann ein Musikinstrument erlernen.

Grafomotorik:

Das Kind schreibt am Ende des ersten Schuljahres alle Druckbuchstaben und beginnt, die Schreibschrift zu erlernen. Die Formen der Buchstaben und Zahlen sind über die taktil- kinästhetische Wahrnehmung und häufige Wiederholungen so verinnerlicht, dass sie auch mit geschlossenen Augen wiedergegeben werden können. Bis zum Ende des 2. Schuljahres ist das Schreiben so weit automatisiert, dass sich das Kind verstärkt den Textinhalten zuwenden kann. Das Schreibtempo nimmt zu und Texte werden meist in einer verbundenen Schrift geschrieben.

Werken und Gestalten:

Im Umgang mit Werkzeug ist das Kind nun so geübt, dass es z. B. selbständig einen Weichholzklotz zusägen und abschleifen kann. Das

Schneiden von Filz, Stoff oder Leder und das exakte Ausschneiden kleiner, auch gefalteter Papierformen gelingt. Faltarbeiten wie z. B. kindgerechte Origami-Werke und Papierflieger, oder Handarbeiten wie Knüpfen, Häkeln und einfache Stickarbeiten, können ausgeführt werden.

Selbstversorgung:

Die gesamte Körperpflege wie duschen, abtrocknen, kämmen und Zähne putzen gelingt mühelos und selbständig. Das Öffnen und Schließen von sämtlichen Kleidungs- und Schuhverschlüssen ist dem Kind leicht möglich. Das Essen mit Messer und Gabel ist geläufig und weichere Speisen wie Kartoffeln und Gemüse können zerschnitten werden. Das Kind kann sich ein Brot mit Butter und Belag geschickt bestreichen.

8-9 Jahre

Feinmotorik:

Die koordinierte Bewegung wird zunehmend sicherer, so dass Spiele mit Schwungbändern, einfache Jonglier-Kunststücke oder auch der geschickte Umgang mit Bällen und Spiele mit Schlägern möglich sind. Die Fingerbewegungen sind in vielfältiger Weise automatisiert und können flexibel variiert werden. Darüber kann das Kind z. B. Fadenspiele ausführen.

Grafomotorik:

Im 3. Schuljahr nimmt die Schreibmenge und das Schreibtempo enorm zu. Wegen der Schreiblinien der 3. Klasse, die nur noch die Größe im Mittelband vorgeben, hat das Kind individuellere Schreibmöglichkeiten. Durch eine vollständig automatisierte Schrift sind längeres Abschreiben, Diktate und kleine Aufsätze ohne größere Anstrengung möglich.

Werken und Gestalten:

Der Werkzeuggebrauch ist nun recht sicher. Das Kind kann mit einem Messer schnitzen und einen Kürbis aushöhlen, um sich einen Kürbisgeist zu basteln. Es kann alle Grundtechniken, um kleinere Werkarbeiten selbständig durchzuführen, lernt stricken und fertigt kleine Näharbeiten an.

Selbstversorgung:

Das Kind schneidet nun auch feste Speisen wie Fleisch selbständig, kann Spaghetti aufwickeln und einen Apfel schälen. Falls es lange Haare hat, gelingt ein Pferdeschwanz und auch das Flechten einfacher Zöpfe selbständig.

9-10 Jahre

Feinmotorik:

Im Alltag, in der Schule und in der Freizeit sind alle koordinierten Hand- und Fingerbewegungen möglich, die auch bei Erwachsenen zu beobachten sind. Die Bewegungsmuster sind automatisiert und in vielen Variationen möglich. Viele Kinder haben die Fingerfertigkeit, um auf einem Musikinstrument kurze Stücke zu spielen.

Grafomotorik:

Die Schrift des Kindes findet nun mehr und mehr ihre persönliche Form. Durch die einfache Linierung hat das Kind mehr individuelle Gestaltungsmöglichkeiten und das ausdauernde Schreiben über mehrere Seiten ist möglich.

Werken und Gestalten:

Im Unterricht und in der Freizeit gelingt es dem Kind, mit sämtlichen Werkzeugen und den verschiedensten Materialien geschickt umzugehen. Es kann umfassende Werkarbeiten durchführen.

Selbstversorgung:

Das Kind kann seine Finger- und Fußnägel selber schneiden und seine Zähne gründlich putzen. Das Essen mit Messer und Gabel gelingt nun flüssig und geschickt und auch schwer zu schneidende Speisen wie z. B. Pizza werden selbständig zerschnitten. Das Kind kann recht selbständig beim Kochen, im Haushalt und bei allen Verrichtungen des täglichen Lebens mithelfen und manche selbständig übernehmen.

2. Behandlungsgrundlagen

Bevor ein Kind eingeschult wird und schreiben lernen kann, muss es viele grundlegende Körper und Sinneserfahrungen gesammelt haben. Grundsätzlich gilt für alle sensomotorischen Lern- und Übungsvorgänge: Von der Grobmotorik zur Fein- und Grafomotorik, vom Großen zum Kleinen und vom Langsamen zum Schnellen bis hin zum Automatisierten. Erst dann besteht die Möglichkeit, das Gelernte in verschiedene Zusammenhänge zu übertragen. Somit muss bei grafomotorisch auffälligen Kindern grundsätzlich ein Erfahrungsfundament über ganzkörperliche Sinnes- und Raumerfahrungen gelegt werden, bevor grafomotorisches Arbeiten sinnvoll ist. So kann z. B. ein Kind mit Schwierigkeiten im Bereich des Gleichgewichts, der taktil-kinästhetischen Wahrnehmung und der Tonusregulierung nicht ruhig, aufrecht und mit locker aufliegenden Unterarmen sitzen und schreiben. Dies muss es aber zur Ausführung einer ausdauernden und lockeren Schreibbewegung können. Ebenso wenig kann ein Kind lernen, den Stift gut koordiniert und im Dreipunktgriff zu halten, wenn es Probleme mit ganzkörperlichen Koordinationsbewegungen hat und taktil-kinästhetisch unterempfindlich ist. Es macht auch keinen Sinn, mit einem Kind die Form von Buchstaben und Zahlen zu üben, wenn es keine Raumorientierung, Richtungsvorstellung und somit die Möglichkeit der Umsetzung hat. So ist eine fehlende oder nicht altersentsprechende kindliche Malentwicklung sehr häufig ein Hinweis auf verschiedene Schwierigkeiten des Kindes, die unbedingt abgeklärt und behandelt werden sollten. Durch das derzeitige Bestreben, Kinder immer früher einzuschulen, haben sie weniger Zeit, Entwicklungsdefizite aufzuholen. Um mit guten Grundlagen eingeschult werden zu können, sollten Kinder im Vorschulalter vielfältige grobmotorische Erfahrungen sammeln und ihren Körper über die unterschiedlichsten Bewegungserfahrungen kennen und einschätzen gelernt haben. Eine gut koordinierte Körpergeschicklichkeit ist die Grundlage einer wohl dosierten Fein- und Grafomotorik. Damit ein Kind schreiben lernen kann, braucht es vielfältige Grunderfahrungen im Umgang mit Stift und Papier. Durch gut koordinierte feine Bewegung aus dem Handgelenk und den Fingern heraus hat es gelernt, Formen und Muster zu gestalten. Je mehr ein Kind gemalt hat, umso mehr grafomotorische Kompetenzen, wie z. B. Fingerfertigkeit, Formsicherheit, Raumaufteilung und Einhaltung von Größenverhältnissen hat es sich angeeignet. Durch diese Basiskompetenzen hat es die grafomotorische Grundlage, um die Wiedergabe von Formsymbolen (Buchstaben und Zahlen) zu erlernen.

Neben Kindern mit Bewegungsstörungen gibt es immer wieder Kinder, die im grobmotorischen Bereich unauffällig sind, ihre fein- und grafomotorischen Fähigkeiten aber nicht weiter verbessern, da sie kaum basteln und malen. Sie sollten unbedingt vor der Schule zur Grafomotorik hingeführt werden, da sie sonst dem schnellen Schreiblernprozess kaum oder nur unter größter Anstrengung folgen können. Neben kurzen Arbeitssequenzen auf dem Papier sind immer begleitende Übungen der Handgeschicklichkeit sinnvoll, da bei den meisten Kindern Defizite im Bereich der gesamten Handmotorik vorhanden sind. Häufig bestehen Schwierigkeiten im Bereich der Koordination und zusätzlich mit Überkreuzungsbewegungen. Somit sollten Übungen zu allen defizitären Bereichen in keiner Therapiestunde fehlen.

Um alle Übungsinhalte sinnvoll und für das Kind interessant verbinden zu können, eignen sich Aufbauten als Parcours. Dabei ist es in jeder Stunde wichtig, das Therapieziel im Auge zu behalten und das Kind immer wieder dort hin zu führen. Das Therapieziel, das sich aus der Befundung ergibt, muss mit den Eltern zusammen besprochen werden. Nur, wenn Eltern die Schwierigkeiten des Kindes im Alltag selbst erkennen und diese mit den Befundungsergebnissen überein stimmen, werden sie die Therapieinhalte verstehen können. Dann ist es auch möglich, die Eltern zu aktiven Mitarbeit zu Hause zu gewinnen. Geläufigkeit und Sicherheit erreicht das Kind nur durch häufiges, wiederholendes Üben. Deshalb sollten einzelne Übungen unbedingt zu Hause weitergeführt und vertieft werden. Kinder, die von sich aus nicht basteln und malen und somit ihre fein- und grafomotorische Geschicklichkeit kaum beüben, erreichen über die zusätzlichen Aufgaben und Arbeitsblätter mehr Geläufigkeit. Art und Umfang der Übungsaufgaben für zu Hause muss auf jedes Kind abgestimmt werden. Dabei ist es sinnvoll, dass das Kind an mehreren Tagen jeweils ca. 10 Minuten daran arbeitet.

3. Spiele zur Förderung der Handgeschicklichkeit

3.1 Einführung

Um Kinder zielgerichtet fördern zu können, müssen sie zuvor genau auf ihren Entwicklungsstand hin beobachtet werden. Die Kenntnis der normalen Entwicklung ist hierbei unbedingt erforderlich. Zudem gilt es, die feinmotorischen Probleme des Kindes genau zu erfassen. Dazu ist es sinnvoll, die kindliche Handgeschicklichkeit in Teilaspekte zu unterteilen. Dies hilft, Auffälligkeiten im Bereich eines oder mehrerer Teilaspekte zu beobachten. In der Realität kommen bei den meisten Kindern Probleme in mehreren Teilaspekten, auch in anderen Kombinationen als hier aufgeführt, zusammen.

Teilaspekte der Handgeschicklichkeit

– Hand-Hand-Koordination
– Schulter- und Ellenbogen-Gelenksbeweglichkeit
– Handgelenksbeweglichkeit
– Hand- und Fingerkraft / Kraftdosierung
– Fingergelenksbeweglichkeit
– Zielgenauigkeit
– Taktil-kinästhetische Wahrnehmung

Übungsschwerpunkte der Spiele

Übungsschwerpunkte 1

Hand-Hand-Koordination
Hand- und Fingerkraft / Kraftdosierung
Taktil-kinästhetische Wahrnehmung

Übungsschwerpunkte 2

Handgelenksbeweglichkeit
Fingergelenksbeweglichkeit
Zielgenauigkeit

Übungsschwerpunkte 3

Schulter- und Ellenbogen-Gelenksbeweglichkeit
Hand- und Fingerkraft / Kraftdosierung
Taktil-kinästhetische Wahrnehmung

3.2 Hinweise zum Einsatz der Spiele

Die Spiele beinhalten eine große Sammlung von Ideen und Anregungen, die auch völlig anders zusammengestellt oder abgewandelt werden können. Je nach Alter, Interessen des Kindes und dem entsprechenden Therapieziel können einzelne Teile herausgenommen werden. Wichtig ist, trotz des spielerischen Charakters der Übungen nicht das Übungsziel aus dem Auge zu verlieren. Die Geschichten, in welche die Übungen eingebaut wurden, sind austauschbar. Nicht jedes Kind will Prinzessin, Urwald oder Pirat spielen. So gilt es, die Funktion der einzelnen spielerischen Übung zu erkennen und für jedes Therapiekind zu modifizieren. Durch die spielerische Form des Übens kann bei den meisten Kindern die Motivation, Übungs- und Anstrengungsbereitschaft wesentlich gesteigert werden. Gut ist auch, kognitive Inhalte in die Spiele zu integrieren, z. B. das Zählen oder Benennen von Formen und Farben.

Wenn die Kinder älter werden, geht das spielerische Interesse langsam zurück. Dann ist ein etwas mehr funktionell ausgerichtetes Üben sinnvoll.

An einem Beispiel zur Förderung der Fingerkraft soll erst die spielerische, dann die etwas funktionellere und schließlich die völlig funktionell orientierte Arbeit mit Wäscheklammern aufgezeigt werden:

Spielerisch: Mit den Wäscheklammern werden Tiere gebaut, Wäsche aufgehängt oder sie stellen kleine, gefräßige Krokodile dar.

Etwas funktioneller: Das Kind bekommt von verschiedenfarenen Klammern je die gleiche Anzahl. Mit einem Farb- und einem Mengenwürfel wird ermittelt, wie viele von den Klammern jeweils an eine Reepschnur geklammert werden. Die Farbe, die zuerst weg ist, hat gewonnen.

Völlig funktionell: In einem Pertra-Grundbrett stecken lange Pertra-Konusstäbe. Das Kind steckt die Klammern, farblich sortiert, auf die Stäbe. Dabei wechselt es systematisch die Finger.

Für die Spiele haben wir Materialien genommen, die in fast jeder ergotherapeutischen oder fachlich angrenzenden Abteilung zu finden sind oder leicht zusammengestellt werden können. Die Menge der Materialien wurde bewusst beschränkt und einfach gehalten.

Wenn die erforderlichen Übungsschwerpunkte für das Kind feststehen, kann das passende Spiel herausgesucht und vorbereitet werden. Dabei ist es sinnvoll, die aufgeführten Materialien vor Beginn der Therapiestunde zusammen zu stellen. Dann wird dem Kind erklärt, was gespielt oder geübt werden soll. Teile der Spiele können auch von der einen zur nächsten Therapiestunde hinüber genommen werden, oder es wird mit dem Kind vereinbart, z. B. das Boot, das im Spiel vorkam, in der nächsten Therapiestunde aus Holz zu bauen.

Bei kleineren Kindern ist die Förderung noch stark über ganzkörperliche Angebote in Kombination mit Bewegung, Spiel, Malen und Gestalten erforderlich.

Bei älteren Kindern treten neben dem Spiel zunehmend Übungsinhalte zum Thema Malen und Grafomotorik in den Vordergrund. Bei ihnen können die Spielideen auch einzeln als Funktionsübung heraus genommen und mit Mal- oder grafomotorischen Übungen kombiniert werden. Hierfür eignen sich besonders unsere Zeichenprogramme: **Geschickte Hände zeichnen 1 und 2 – Zeichenprogramme für Kinder von 5-7 Jahren, verlag modernes lernen dortmund**

Auch die Kombination von Spielen, Werken und Malen ist teilweise sinnvoll.

Um dies zu verdeutlichen, werden nun zu den drei Übungsschwerpunkten kombinierte Beispiele aufgeführt.

3.3 Kombination von Bewegung, feinmotorischen Spielen, Malen und Gestalten

Beispiel zu den Übungsschwerpunkten 1

• Hand-Hand-Koordination
• Hand- und Fingerkraft / Kraftdosierung
• Taktil-kinästhetische Wahrnehmung

Grundlage ist Spiel 3.7.6 Pippi lädt zum Pizzaessen ein

Zuerst das Spiel bis an die Stelle durchführen, an der Pippi nach und nach eine Feuerstelle aufschichtet.

Dann kommen doch Gäste: mit einem Rollbrett werden aus verschiedenen Richtungen und in verschiedenen Arten des Fahrens (Bauchlage, im Knien, vorwärts, rückwärts, etc.) Spielfiguren zu dem Tisch mit der Pizza gefahren.

Pippi holt dann für ihre Gäste die jeweiligen Lieblingszutaten von der Pizza.

Nachdem alles aufgeräumt ist oder in einer nächsten Therapiestunde fertigt das Kind eine Pizza aus Ton an, die nach dem Brennen bunt angemalt wird.

— • — • — • —

Beispiel zu den Übungsschwerpunkten 2

• Handgelenksbeweglichkeit
• Fingergelenksbeweglichkeit
• Zielgenauigkeit

Grundlage ist Spiel 3.8.10 Wir gehen angeln

Bevor der See aus Materialsäckchen gelegt werden kann, muss erst das Baumaterial durch die sumpfige Gegend herangeschafft werden: Das Kind balanciert je nach Alter und Leistungsstand über eine Gymnastikbank oder einen schmaleren Balance-Balken und bringt dabei die Säckchen mit.

Dann wird das Spiel bis zu der Stelle gespielt, an der das Kind die Fische an eine Reepschnur hängt.

Die Reepschnur hängt nun so hoch, dass das Kind mit jedem Fisch auf eine Leiter steigt, auf dem oberen Absatz stehen bleibt und dort den Fisch festklammert.

Als Übung für zu Hause bekommt das Kind die Aufgabe, einen auf Pappe aufgezeichneten See mit Wasserfarbe auszumalen. Nach dem Trocknen klebt es als Uferbefestigung Peddigrohrstückchen auf, die es in einer Therapiestunde mit dem Seitenschneider in gleich große Stücke geschnitten hat.

— • — • — • —

Beispiel zu den Übungsschwerpunkten 3

• Schulter- und Ellenbogen-Gelenksbeweglichkeit
• Hand- und Fingerkraft/ Kraftdosierung
• Taktil-kinästhetische Wahrnehmung

Grundlage ist Spiel 3.9.22 Urwaldreise mit Freund Rundi

Das Spiel bis zu der Stelle spielen, an der Rundi die Ochsenfrösche mit einer Wäscheklammer weg trägt.

Das Kind trägt die Frösche einzeln mit der Klammer weg und steigt dabei über einen Berg aus Polstern oder Matratzen.

Dann das Spiel bis zu Ende spielen.

Im Anschluss daran oder in der nächsten Therapiestunde die Fundstücke in Zeitungspapier einpacken und mit Schnur zu Postpäckchen verschnüren. Rundi schickt sie als Andenken nach Hause.

Als Briefmarken Quadrate aufzeichnen, verschieden bemalen, ausschneiden und auf die Päckchen kleben.

3.4 Kombination von feinmotorischen Spielen, Malen und grafomotorischen Übungen

Beispiel zu den Übungsschwerpunkten 1

• Hand-Hand-Koordination
• Hand- und Fingerkraft / Kraftdosierung
• Taktil-kinästhetische Wahrnehmung

Grundlage ist Spiel 3.7.2 Ferienjob im Zoo

Spielteil „Fische im Aquarium": Die Fische aus Pfeifenputzern und Bügelperlen herstellen.
Anschließend als grafomotorische Schwungübung den Fisch aus dem Zeichenprogramm „Geschickte Hände zeichnen 1" (S. 21) mit vielen Farben nachspuren und als „prächtigsten Fisch im Aquarium" mit bunten Schuppen bemalen.
Spielteil „Im Terrarium": Zuerst die aufgerollte Schlange wie angegeben aus Bleischnur formen.
Dann einen „Futtervorrat" anlegen, indem das Kind die Zeichenübung mit dem Murmelglas aus dem Zeichenprogramm „Geschickte Hände zeichnen 1" (S. 52) durchführt.
Spielteil „Fütterung der Eulen": Eine ausgeschnittene Pappeule bekommt ein Gefieder. Dazu malt das Kind die Eule flächendeckend braun an.

— • — • — • —

Beispiel zu den Übungsschwerpunkten 2

• Handgelenksbeweglichkeit
• Fingergelenksbeweglichkeit
• Zielgenauigkeit

Grundlage ist Spiel 3.8.11 Hexenküche

Den ersten Teil des Spiels mit der Herstellung der Zaubersuppe durchführen. Dann geht das Kind zu einem Zauberer, um Zaubersprüche zu lernen: Es malt die Dreiecke auf den Zaubermantel aus dem Zeichenprogramm „Geschickte Hände zeichnen 1" (S. 68).
Nachdem die giftigen Gewürze in die Suppe kamen, fertigt das Kind eine Tischdecke an. Dazu vervollständigt es die Kreuze aus dem Zeichenprogramm „Geschickte Hände zeichnen 1" (S. 70).

— • — • — • —

Beispiel zu den Übungsschwerpunkten 3

• Schulter- und Ellenbogen-Gelenksbeweglichkeit
• Hand- und Fingerkraft / Kraftdosierung
• Taktil-kinästhetische Wahrnehmung

Grundlage ist Spiel 3.9.24 Reise in ferne Länder

Spiel bis zu der Stelle durchführen, an der die Tücher an die Leine geklammert werden.

Dann aus dem Zeichenprogramm „Geschickte Hände zeichnen 1" (S. 48) die Tücher mit Strichen versehen.

Nach dem Spielteil, in dem Wasser aus dem Wüstenbrunnen gezogen wird, zelten die Reisenden. Dazu die Zelte aus dem Zeichenprogramm „Geschickte Hände zeichnen 1" (S. 67) vervollständigen und anmalen.

3.5 Kombination von feinmotorischen Spielen, Werken und Malen

Beispiel zu den Übungsschwerpunkten 1

• Hand-Hand-Koordination
• Hand- und Fingerkraft / Kraftdosierung
• Taktil-kinästhetische Wahrnehmung

Grundlage ist Spiel 3.8.10 Wir gehen angeln

Spiel bis zu der Stelle spielen, an der das Kind den Fisch mit Hilfe eines gebogenen Pfeifenputzers angelt.

Dann im Werkraum einen Fisch aus Holz herstellen: Einen eventuell vorgesägten Fisch abschleifen. Mit der Perzeptionsbohrmaschine (Fa. Holz-Hoerz) Löcher hineinbohren. Fisch anmalen, Kordel drehen und den Fisch als Fädeltier verwenden. In einer nächsten Therapiestunde einen See auf einer großen Pappe aufmalen, mit Pinsel blau anmalen und aus kräftigem Papier ausgeschnittene und bemusterte Fische aufkleben.

— • — • — • —

Beispiel zu den Übungsschwerpunkten 2

• Handgelenksbeweglichkeit
• Fingergelenksbeweglichkeit
• Zielgenauigkeit

Grundlage ist Spiel 3.8.19 Ausflug ins Spielelabyrinth

Das Labyrinth wird erbaut und zur Seite gestellt.
Dann bekommt der „Besucher Hunger" und bestellt sich eine Pizza:
Im Werkraum mit der Laubsäge einen Kreis aussägen. Den Rand abschleifen und „die Pizza" rot anmalen. Während sie trocknet, aus Kreppapierstücken verschieden große Kügelchen drücken und als Belag auf die Pizza kleben.
In der nächsten Therapiestunde oder wenn noch Zeit bleibt wird das Spiel weiter gespielt.

— • — • — • —

Beispiel zu den Übungsschwerpunkten 3

• Schulter- und Ellenbogen-Gelenksbeweglichkeit
• Hand- und Fingerkraft/Kraftdosierung
• Taktil-kinästhetische Wahrnehmung

Grundlage ist Spiel 3.9.20 Schiffsreise zur Schatzinsel

Spiel bis zu der Stelle spielen, an der nach Ankunft auf der Insel der Erkundungsflug mit dem Hubschrauber stattfindet.
Dann wird im Werkraum ein Floß gebaut, um die Insel damit zu umrunden: Haselstöcke oder andere fingerdicke Äste in gleich lange Stücke sägen. Mit Schnur zu einem Floß verknüpfen und mit Leim zusammenkleben. In der Mitte ein Loch bohren. Rundholz als Segelmast anbringen. Segel aus Stoff schneiden, bemalen und an den Segelmast kleben.

3.6 Materialliste Spiele

Bleischnüre

Glasnuggets

Mikadostäbe

Schwungband

Bügelperlen

Gummiringe
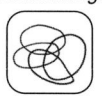

Murmeln
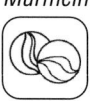

Spielfiguren
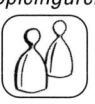

Büroklammern

Gurkenzange

Pertra-Konusstäbe

Stofftücher

Chiffontücher

Holzstecker
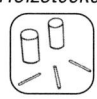

Pertra-Kugelbolzen

Tastbeutel
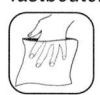

Chin. Essstäbchen
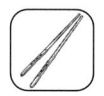

Igelbälle

Pertrakugeln
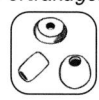

Tastmemory

Doppelgegenstände

Klammern

Pfeifenputzer

Teppichfliesen
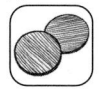

Flugball
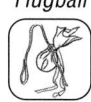

Knöpfe

Pinzette
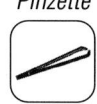

Würfel

Fressball

Krepppapier

Reepschnüre
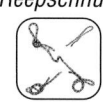

Zeitungspapier

Frösche

Materialsäckchen
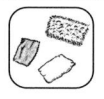

Rundstäbe
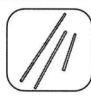

Erläuterungen zur Beschaffung / Anfertigung der angegebenen Materialien

- **Bleischnüre:** Gardinen-Bleiband selbst einfärben
- **Bügelperlen:** Handel für Bastelbedarf
- **Büroklammern:** Bürobedarf
- **Chiffontücher:** Handel für Psychomotorik-Material • Kaufhäuser
- **Chinesische Essstäbchen:** Haushaltsgeschäfte • Asiatische Läden
- **Doppelgegenstände:** Selbst zusammenstellen
- **Flugball:** Selbst herzustellen aus: Tennisball, Stoff, Reepschnur. Ein quadratisches Stofftuch und Stoffstreifen zuschneiden. Ball auf Stoff legen, Ecken über Ball zusammenfassen und mit den Stoffsteifen mit Reepschnur zusammen schnüren. Reepschnur am Ende mit Schlaufe versehen.
- **Fressball:** Aus Tennisball selbst herzustellen: Tennisball mit Teppichmesser aufschneiden, mit Filzstift Gesicht aufmalen
- **Frösche:** Spielwarenhandel
- **Glasnuggets:** Fachgeschäft für Bastelbedarf und Dekoration
- **Gummiringe:** Schreibwarenhandel • Haushaltsgeschäfte • Kleine Gummiringe: Reiterfachhandel
- **Gurkenzange:** Haushaltsgeschäft • Jahr- und Weihnachtsmärkte
- **Holzstecker:** Utensilien für Steckspiele • Aus Rundhölzern selbst anfertigen
- **Igelbälle:** Fachhandel für Therapiebedarf • Sanitätshäuser
- **Klammern:** Haushaltsgeschäfte • Kaufhäuser
- **Knöpfe:** Stoff-/Kurzwarengeschäft • Selbst zusammenstellen
- **Krepppapier:** Handel für Bastelbedarf und Dekoration
- **Materialsäckchen:** Fachhandel für Psychomotorikmaterial • Selbst herstellen
- **Mikadostäbe:** Spielfachhandel
- **Murmeln:** Spiel- und Dekorationsfachhandel
- **Pertra-Konusstäbe 400 mm:** Bestellen bei Fa. Holz-Hoerz, Postfach 1103, D-72521 Münsingen, E-Mail: Holz-Hoerz@t-online.de
- **Pertra-Kugelbolzen:** Siehe Pertra-Konusstäbe
- **Pertra-Kugeln / Scheiben / Walzen:** Siehe Pertra-Konusstäbe
- **Petra-Grundbrett:** Siehe Pertra-Konusstäbe

- **Pfeifenputzer:** Tabakgeschäft · Fachhandel für Bastelbedarf
- **Pinzette:** Drogeriemarkt · Kosmetikgeschäft · Apotheke
- **Reepschnüre:** Fachhandel für Bergsteigerbedarf
- **Rundstäbe:** Baumärkte
- **Schwungband:** Handel für Psychomotorik-Material · Selbst herstellen
- **Spielfiguren:** Spielzeugläden
- **Stofftücher** (verschiedene Größen und Farben): Fachhandel für Rhythmik- und Psychomotorikmaterial · Normale Stofftaschentücher
- **Tastbeutel:** Selbst nähen
- **Tastmemory:** Fachhandel für Kindergartenbedarf · Psychomotorikmaterial · Selbst herstellen
- **Teppichfliesen:** Materialproben bei Teppichhändlern
- **Würfel / Farbwürfel / Würfelkreisel:** Fachhandel für Kindergartenbedarf und Spielwaren
- **Zeitungspapier:** Überall vorhanden

Bleischnüre

Gummiringe

Knöpfe

Frösche

Schwungband

Krepppapier

Zeitungspapier

Rundstäbe

Pinzette

Teppichfliesen

Doppelgegenstände

Spielfiguren

3.7 Spiele zu den Übungsschwerpunkten 1

- Hand-Hand-Koordination
- Hand- und Fingerkraft / Kraftdosierung
- Taktil-kinästhetische Wahrnehmung

3.7.1 Im Restaurant bereiten sich die Köche auf die Gäste vor

Materialien:

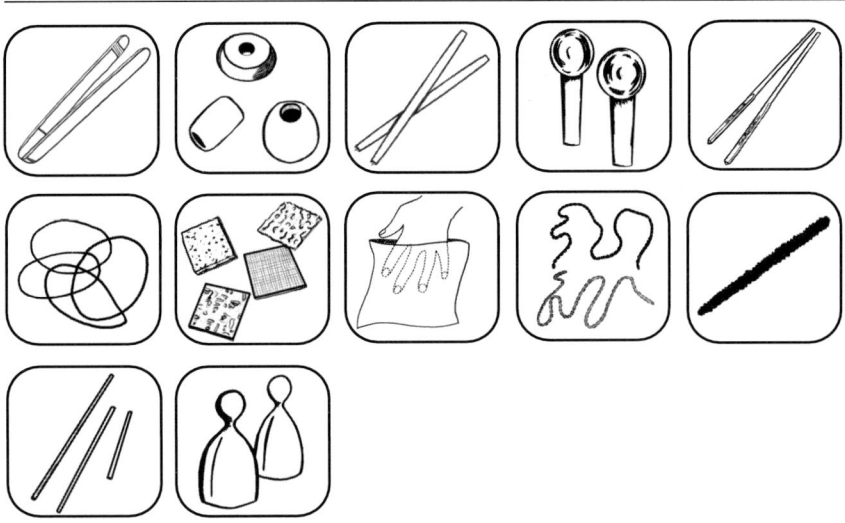

Zusatzmaterial: Pertra-Grundbrett

Herstellung von Schaschlikspießen

▶ Mit Hilfe einer Gurkenzange verschiedenfarbene Pertra-Kugeln auf die Pertra-Konusstäbe stecken, die zuvor in Pertra-Grundbrett gesteckt wurden

▶ Variation: In das Ende eines Pertra-Konusstabs ein kleines Nägelchen schlagen. Mit Hilfe dieses „Zielnagels" die aus der Materialkiste aufgenommenen Pertra-Kugeln auf weitere Stäbe gleiten lassen

Nudelherstellung

▶ Pertra-Kugelbolzen in Pertra- Grundbrett stecken • Mit 2 chinesischen Essstäbchen nacheinander einzelne Gummiringe aus Behälter nehmen und als zu trocknende Nudeln zwischen die Pertra-Kugelbolzen spannen

Sandwichherstellung

▶ 3 Paare Tastmemorybrettchen in Tastbeutel geben und passende Paare heraussuchen • Je 2 Tastbrettchen mit Bleischnurspiralen füllen und als Sandwichs mit Gummiringen zusammen machen

Herstellung von Spiral- und Lockennudeln

▶ Je 2 Pfeifenputzer zu Spiralnudeln zusammen drehen
▶ Für die Lockennudeln Pfeifenputzer um langen Rundstab herum wikkeln

Zum Nachtisch gibt es Gummibärchen

▶ Mit 2 chinesischen Essstäbchen mehrere Spielfiguren als Gummibärchen aufstellen

3.7.2 Ferienjob im Zoo

Materialien:

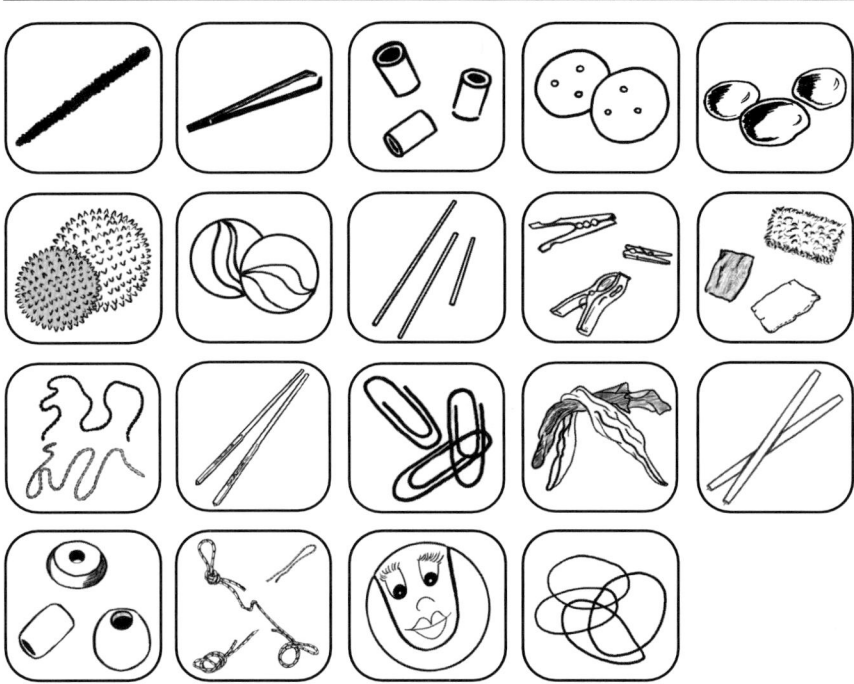

Zusatzmaterial: Tennisbälle, 2 Löffel, Wollknäuel, Eule aus Pappe, Petra-Grundbrett

Fische im Aquarium

▶ Aus Pfeifenputzern Fische herstellen: Pfeifenputzer biegen und Enden zu Schwanzflossen zusammendrehen

▶ Variation: Auf die Pfeifenputzer zuvor mit Fingern oder einer Pinzette Bügelperlen auffädeln, damit die Fische bunt sind

▶ Anschließend die Fische mit Knöpfen oder Glasnuggets füttern, indem diese in Richtung der Fische geschnipst werden

▶ Das Aquarium der giftigen Kugelfische muss gesäubert werden: Igelbälle oder Tennisbälle mit 2 Löffeln von einem Gefäß in ein anderes transportieren

▶ Variation: Murmeln von einem Löffel zum anderen weitergeben, auch von Kind zum Therapeuten und umgekehrt

Fütterung der Raubtiere

▶ Raubtiere entstehen: Kurze Rundstäbe mit je 2 Klammern als Beine und einer Klammer als Kopf versehen. Da diese sehr „gefährlich und hungrig" sind, mit Fleisch füttern: Kleine Materialsäckchen mit Klammer erfassen und in Richtung der Tiere werfen

Im Spinnenhaus

▶ Eine Riesenspinne spinnt ein Netz: Mit Wollknäuel durch das Zimmer gehen, Garn abwickeln und an Tischbeinen, Sprossenwand etc. befestigen

Im Terrarium

▶ Kind formt eine locker zur Spirale aufgerollte Bleischnur als Schlange
▶ Schlafende Schlange anschließend vorsichtig füttern, indem mit einem chinesischen Essstäbchen Murmeln oder Glasnuggets vorsichtig durch die Spirale bis ins Innere (dem Maul der Schlange) geschoben werden

Fütterung der Eulen

▶ Einer ausgeschnittenen Pappeule Büroklammern als Federn anstekken
▶ Anschließend sammelt das Kind nacheinander Bleischnüre mit Zeigefinger und Daumen in die Hohlhand, so dass lose Knäuel entstehen • Knäuel als Futter zur Eule legen

Im Gewächshaus

▶ Kind knüllt mit den Fingern beider Hände Chiffontuch so klein zusammen, dass es in seinen Händen verschwindet • Anschließend Hände ganz langsam öffnen, sodass es wie eine Blume erblüht
▶ Variation: Kind probiert dies mit nur einer Hand

Im Schmetterlingshaus

▶ Pertra-Grundbrett mit Pertra-Konusstäben bestecken und mit Pertra-Kugeln als Pflanzen gestalten

▶ Raupe Nimmersatt frisst sich durchs Schmetterlingshaus: An den Anfang einer Reepschnur eine Pertra-Kugel anknoten • Weitere Kugeln als gefressene Blumen nacheinander auf die Reepschnur fädeln und anknoten

▶ Die Raupe verpuppt sich: Dünne Reepschnur ins Maul des Fressballs klemmen und diesen mit der Reepschnur umwickeln

▶ Die empfindlichen Seidenraupen müssen umziehen: Kind nimmt mit 2 chinesischen Essstäbchen Gummiringe auf, die ihm vom Therapeuten ebenfalls auf Essstäbchen entgegengehalten werden • Damit durch den Raum gehen, ohne die Gummis zu verlieren und ablegen

Zurück im Spinnenhaus

▶ Die Spinne zieht um und nimmt ihr Netz mit: Das aus Wollknäuel angefertigte Spinnennetz wieder aufwickeln

3.7.3 Waschtag beim Fleckenmonster

Materialien:

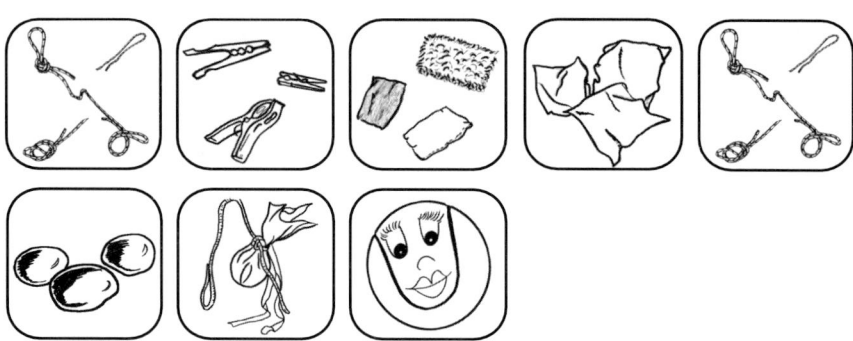

Zusatzmaterial: Korb

▶ Zur Vorbereitung Reepschnur als Wäscheleine im Raum aufhängen

▶ Kind wird zum Fleckenmonster: Es befestigt Klammernvorrat an seiner Kleidung

▶ Aus einem bestimmten Abstand Materialsäckchen als Schmutzwäsche in einen Korb werfen • Stofftücher als Feinwäsche dazu legen

▶ Waschmaschine: Einzelne Wäschestücke herausnehmen und auf dem Tisch mit Drehbewegungen der Hände „waschen" • Materialsäckchen gut ausdrücken • Stofftücher auswringen

▶ Wäsche nach Farbe oder Inhalt der Materialsäckchen sortieren

▶ Wäsche zum Trockenplatz transportieren: Wäschestücke werden einzeln vom Therapeuten in den Korb gelegt, an den eine längere Reepschnur gebunden ist. Kind zieht mit alternierenden Handbewegungen den Korb zu sich heran

▶ Wäsche aufhängen: Fleckenmonster hält Glasnugget (als „Fleckenvorrat") mit Ring- und Kleinfinger fest und klammert Materialsäckchen an der Reepschnur fest, ohne das Glasnugget zu verlieren

▶ Wäsche trocknen: Flugball als Wind vor der Wäsche bewegen (Windstärke und -richtung variiert)

▶ Wäsche abhängen und in den Korb legen

▶ Wäsche ist nicht ganz trocken: Farblose Glasnuggets als Wassertropfen auf der Wäsche verteilen, indem sie zwischen den Handflächen gerieben werden und auf die Wäsche fallen

▶ Variation: Bunte Glasnuggets als verbliebene Flecken über Wäsche streuen

▶ Fleckenmonster frisst die Flecken: Bunte Glasnuggets ins Maul des Fressballs stecken

3.7.4 Chinesen im Italienurlaub

Materialien:

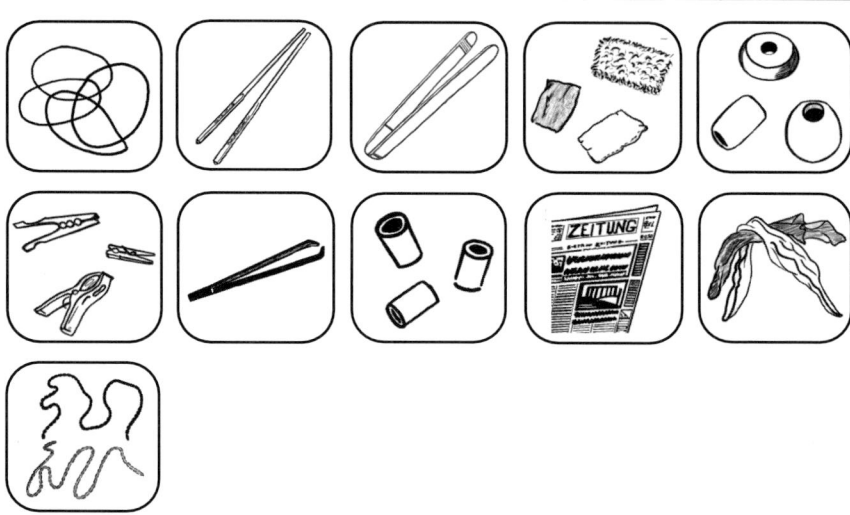

Zusatzmaterial: Korb, Teller, elastische Binde, Toilettenpapier

Vorspeise: Spaghetti

❱ Verschiedenfarbene Gummiringe in einem Gefäß gut mischen und mit zwei chinesischen Essstäbchen einzeln herausfischen

Lasagne

❱ Kind kauft ein, indem es mit der Gurkenzange Materialsäckchen und Pertra-Kugeln in einen Korb füllt

❱ Lasagneherstellung: Materialsäckchen sind die Teigplatten, dazwischen kommen Perta-Kugeln als Gemüsestückchen • Als Gewürz verschiedenfarbene Gummiringe mit Klammer oder Pinzette ergreifen und auf Lasagne streuen • Als Käse Bügelperlen aufstreuen

Salat

❱ Kind knüllt je ein halbes Blatt Zeitungspapier zu festen Salatköpfen und legt diese auf ein ausgebreitetes Chiffontuch als Salatschleuder •

Ecken des Chiffontuchs erfassen und Salat gründlich durch die Luft schleudern

▶ Salat ist nicht gründlich gewaschen: Als Regenwürmer Bleischnüre darunter mischen und mit Klammer wieder herausnehmen

▶ Salatköpfe aus Zeitungspapier in kleine Stücke reißen • Schnipsel mit chinesischen Essstäbchen auf Teller verteilen

Unglück

▶ Leider bricht sich ein Chinese ein Bein: Mit elastischer Binde oder Toilettenpapier umwickelt der Therapeut das Bein des Kindes bzw. das Kind sich sein Bein selber

3.7.5 Festdekoration für Geburtstag, Fasching oder Weihnachten

Materialien:

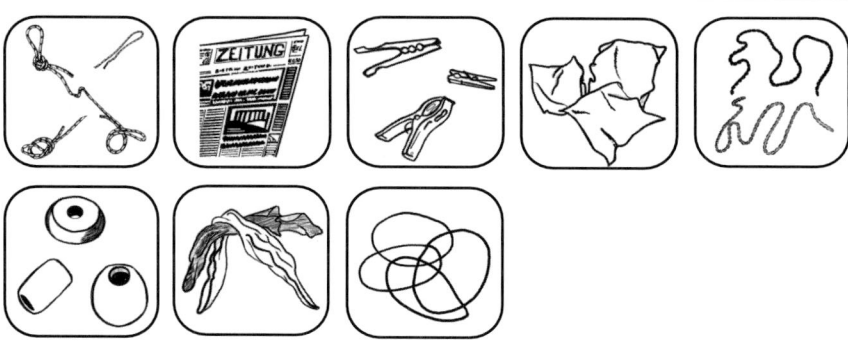

▶ Reepschnüre durch den Raum spannen, an Fenstergriffen, Sprossenwand etc. befestigen und mit verschiedenen Dingen versehen:

▶ Als Fähnchen Zeitungspapier in Streifen reißen, über Reepschnüre hängen und festklammern • Dazwischen bunte Stofftücher anklammern

▶ Bleischnüre durch Pertra-Kugeln fädeln und an Reepschnüre knoten • Chiffontücher an Reepschnüre knoten

▶ Girlande aus Gummiringen anfertigen (Gummiringe ineinander schlaufen) und aufhängen

3.7.6 Pippi lädt zum Pizzaessen ein

Materialien:

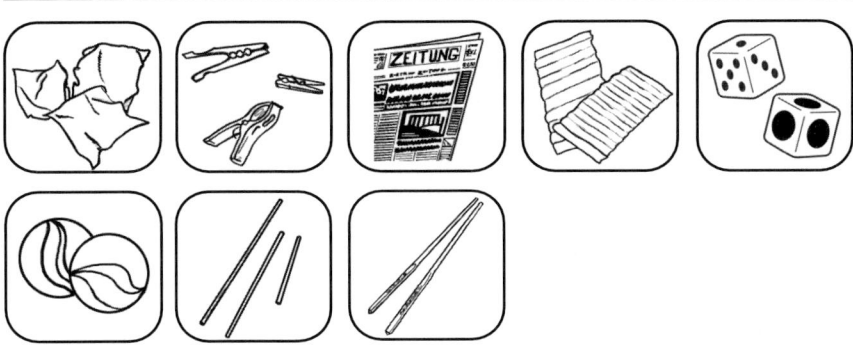

Zusatzmaterial: Verschiedene kleine Gegenstände

▶ Zusammengelegte Stofftücher auseinanderfalten, glatt streichen und als Tischdecke mit Sets auslegen

▶ Rand von weiteren Stofftüchern so einschlagen, dass runde Pizzaböden mit Rand entstehen • Rand mit kleinen Klammern feststecken

▶ Pizzabelag: Unter Stofftuch verschiedene „Gemüse" aus Mischung verschiedener kleiner Gegenstände ertasten und als Belag auf den Teig legen • Als Schinkenstückchen Zeitungspapier in Stücke reißen • Aus Krepppapier kleine Kügelchen als Pfefferkörner anfertigen • Erwürfelte Menge Murmeln in eine Hand sammeln und als Käse auf Pizzaböden streuen

▶ Pippi macht Feuer im Grill: Lange Rundstäbe zwischen Handflächen hin und her rollen • Die Rundhölzer nach und nach zu einer Feuerstelle aufschichten

▶ Leider kommen keine Gäste – Pippi isst alles allein: Mit geschlossenen Augen Lieblingszutaten von den Pizzen picken • Mit 2 chinesischen Essstäben Gemüsestücke von der Pizza holen

▶ Alles wieder aufräumen und Stofftücher zusammenfalten

3.7.7 Zirkus

Materialien:

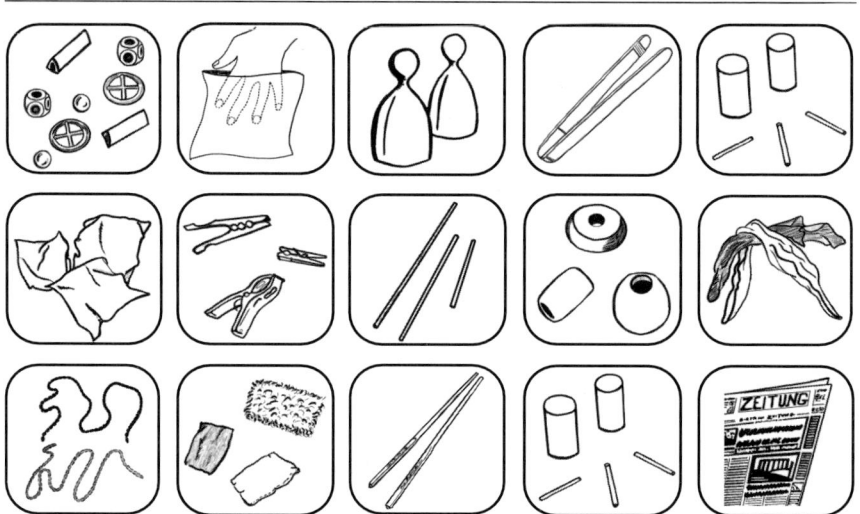

Zusatzmaterial: Unterschiedliche Kleinmaterialien, kleinerer Ball, Pezziball, Schüssel

▶ Zum Bezahlen des Eintrittsgeldes Doppelgegenstände aus Tastbeutel heraus holen • Pro erfühltem Doppelgegenstand wird eine Spielfigur als Zuschauer mit der Gurkenzange auf einen passenden Holzstecker als Sitzplatz gestellt

▶ Als Manege Stofftuch an jeder Seite mit mehreren Klammern an einem langen Rundstab fest stecken • Als Manegering Pertra-Kugeln auf Chiffontücher fädeln und um die Manege legen

▶ Die Schlangen kommen: Bleischnur über das Ende eines Rundstabs hängen und diese durch eine Wickelbewegung mit einem 2. Rundstab aufrollen. Schlange vorsichtig auf einem Materialsäckchen ablegen • Als Schlangenkunststück auf dem Tisch Bleischnüre mit den Händen von beiden Seiten her gleichzeitig aufrollen

▶ Krokodilkunststück: Verschieden große Klammern werden als Krokodile mit unterschiedlichen Kleinmaterialien „gefüttert" und mit einem

chinesischen Essstäbchen durch einen vorbereiteten Slalom aus Holzsteckern geschoben

❱ Vor dem Auftritt wird der Bär gefüttert: Papierschnipsel reißen, diese nacheinander mit einer Klammer aufgreifen und in Schüssel legen

❱ Als Jongleur Chiffontücher mit einer Hand hochwerfen und mit der anderen auffangen

❱ Eine Bärendressur: Einen kleineren Ball in beide Hände nehmen und gegen einen Pezziball drücken, durch den Kontakt der Bälle und die beidhändige Rollbewegung des kleinen Balls den Pezziball als Bär im Raum herum führen

3.7.8 Besuch im Zauberwald

Materialien:

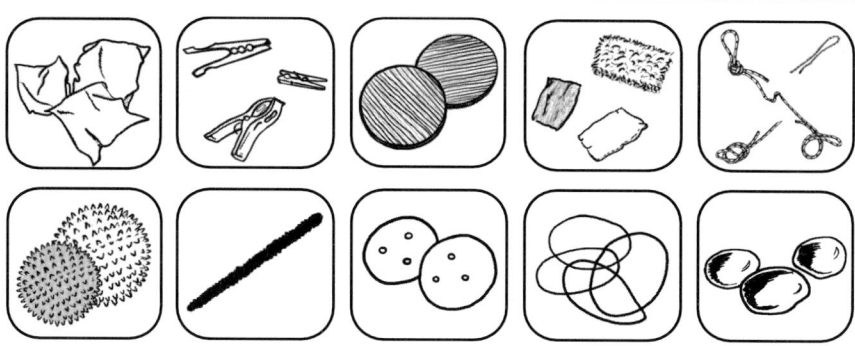

▶ Zum Besuch des Zauberwalds muss ein Zauberkostüm angezogen werden: Stofftücher mit Klammern an der Kleidung befestigen

▶ Weg in den Zauberwald mit Teppichfliesen und Materialsäckchen legen

▶ Es beginnt zu regnen: mit den Fingern in verschiedenen Geschwindigkeiten und mit unterschiedlicher Stärke und Fingeranzahl auf den Tisch trommeln (Platzregen = Handflächen benutzen)

▶ Die Kleider sind nass: Klammern entfernen und Stofftücher und evtl. auch Socken, Pulli etc. „auswringen"

▶ Wäscheleine aus Reepschnur im Raum spannen, Stofftücher und Kleidung mit Klammern aufhängen

▶ Zwischenzeitlich muss man sich warm machen: abklopfen, trampeln oder über Materialsäckchen hüpfen, anschließend wieder anziehen und Tücher an Kleidung klammern

▶ Auf der Lichtung angekommen, ins „Gras" legen: Igelfamilie kommt vorbei und läuft über den Körper (Therapeut rollt mit Igelball über Körper des Kindes)

▶ Kind liegt im Ameisenhaufen: Therapeut krabbelt mit Fingern über das Kind

▶ Kind pflückt sich Strauß aus Zauberblumen: am Ende von Pfeifenputzern Knöpfe befestigen, alle Blumen mit einem Gummiring zusammenfassen

▶ Um den Rückweg zu finden, muss das Kind eine bestimmte Anzahl von Glasnuggets, die Zaubersteine, unter einem Stofftuch ertasten

3.7.9 Flugreise zu den Planeten

Materialien:

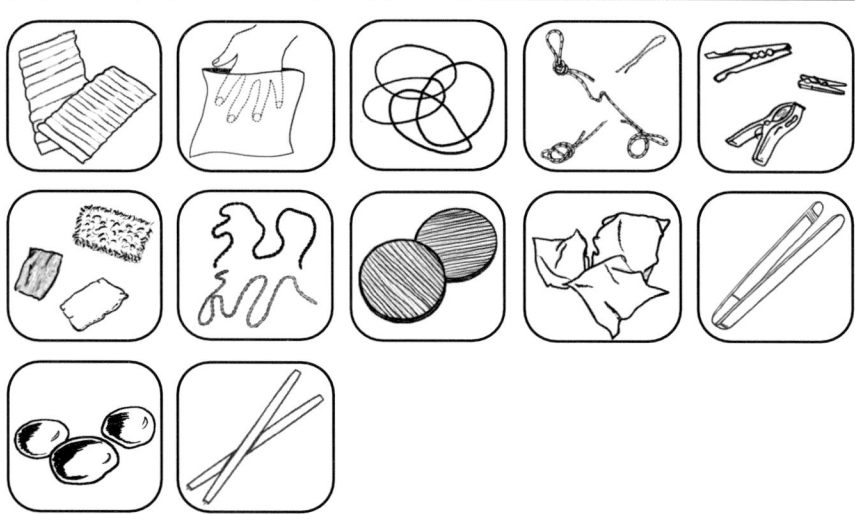

Zusatzmaterial: Schlüssel, Löffel, Notizzettel, Klebestreifen

---

▶ Für die Reise braucht das Kind Geld: Kügelchen aus Krepppapierstücken herstellen

▶ Vor dem Abflug aus dem Tastbeutel, der mit verschiedenen Gegenständen gefüllt ist, Schlüssel herausfinden

▶ Motor der Rakete starten: mit den Fingerspitzen in verschiedenen Variationen und zunehmender Lautstärke auf den Tisch klopfen (einzelne Finger = leise, mehrere = laut)

▶ *Auf dem Mars* wird ein Materialtest durchgeführt: Gummiringe an Wäscheleine aus Reepschnur klammern • Gefaltete Papierstückchen anklammern

▶ *Auf dem Jupiter* sucht die Besatzung nach besonderen Gesteinen: Aus einer Fülle von Materialsäckchen muss ein bestimmtes heraus gefunden werden

▶ *Auf dem Pluto* finden die Reisenden geheimnisvolle Ketten: Dazu Bleischnüre an einem Ende hochnehmen. In der anderen Hand je eine Teppichfliese halten und die Bleischnur langsam darauf gleiten lassen

▶ *Auf dem Mond* macht die Besatzung Versuche zur Schwerkraft: Ein größeres Stofftuch ausbreiten und mit einer Gurkenzange nacheinander kleinere Materialsäckchen darauf legen • Das Stofftuch zu zweit an den Ecken halten, durch Spannen die Materialsäckchen hoch und vom Tuch werfen • Die besten Materialsäckchen werden mit zur Erde genommen: Dazu ausgesuchte Materialsäckchen in Stofftücher legen und mit Reepschnur zubinden

▶ *Auf dem Saturn* werden radioaktive Substanzen gefunden. Sie dürfen nicht berührt werden: Mit Löffel ein Glasnugget aufnehmen und auf einen 2. Löffel übergeben • Wenn Löffel voll ist, vorsichtig zur anderen Zimmerseite bringen und auf ausgebreitetem Stofftuch ablegen • Anschließend Glasnuggets einzeln mit dem Löffel auf Notizzettel legen, Päckchen daraus packen und mit Klebestreifen zukleben

▶ *Zurück auf dem Mars,* die Gummiringe wieder von der Reepschnur nehmen und einsammeln • Die zum Materialtest zusammengefaltete Papierstückchen wie beim „Krampenschießen" wegschießen • Für Rückflug Gummiringe um Pertra-Konusstab wickeln oder ums Handgelenk wickeln

3.8 Spiele zu den Übungsschwerpunkten 2

• Handgelenksbeweglichkeit
• Fingergelenksbeweglichkeit
• Zielgenauigkeit

3.8.10 Wir gehen angeln

Materialien:

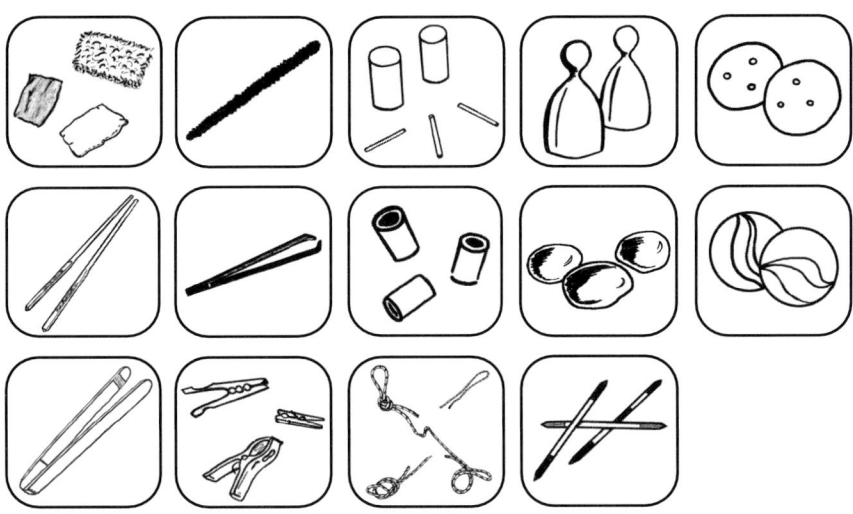

▶ Einen runden See aus kleinen Materialsäckchen legen

▶ Fische aus Pfeifenputzern formen, indem die Enden als Schwanz-flossen umeinander gedreht werden

▶ Kind baut Slalomstrecke aus stehenden Holzsteckern, die zum An-gelplatz am See führt

▶ Es setzt Spielfiguren auf große flache Knöpfe (Angler) und schiebt diese mit einem chinesischen Essstäbchen durch den Slalom zum Angelplatz • Immer, wenn ein Angler ankommt, mit einer Pinzette einige Bügelperlen vor den Fisch legen, damit dieser „anbeißt"

▶ Mit Hilfe eines gebogenen Pfeifenputzers den Fisch angeln

▶ Wenn der See leer gefischt ist, spielt Kind „Steine schnipsen": Es legt Glasnuggets oder Murmeln an den Seerand und schnipst diese mit einzelnen Fingern in den See

▶ Variation: im Winter, wenn der See zugefroren ist, kickt das Kind Knöpfe mit einem chinesischen Essstäbchen über „das Eis", die Tisch-fläche (Eishockey) • Als Tor eignet sich die Öffnung einer liegenden Gurkenzange

▶ Danach hängt das Kind die Fische mit Klammern an Reepschnur zum Räuchern auf • Darunter schichtet es Mikadostäbe zu einem Feuer auf und wedelt mit den Händen, um es zu entfachen

3.8.11 Hexenküche

Materialien:

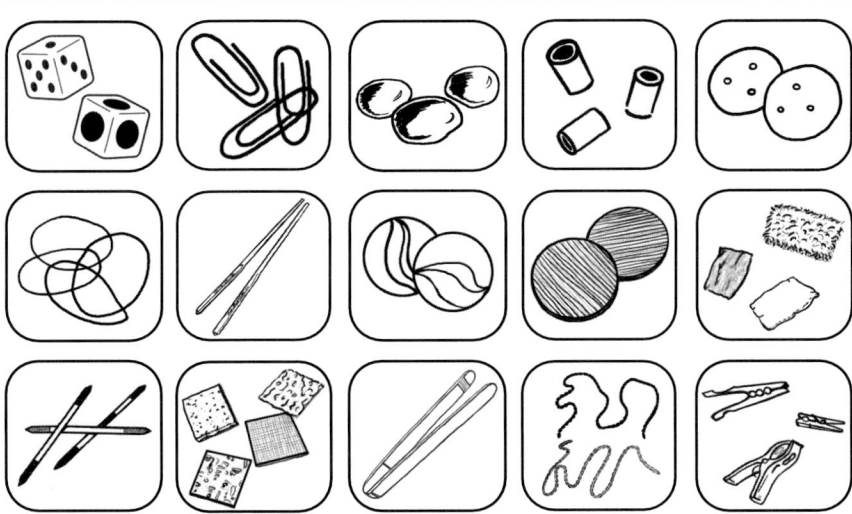

Zusatzmaterial: Schüssel, Kreisel, Löffel, Kleinmaterial

▶ Einsammeln der Zutaten für die Zaubersuppe: Durch Würfeln vorgegebene Mengen von Büroklammern, Glasnuggets, Bügelperlen und
Knöpfen ohne Hilfe der anderen Hand mit der dominanten Hand aufsammeln und in den Zaubertopf (eine Schüssel) geben

▶ Solange sich ein Kreisel dreht, Zauberspruch aufsagen und einen
Knopf zwischen den Fingern in verschiedene Richtungen drehen

▶ Giftige Gewürze (Gummiringe) mit zwei chinesischen Essstäbchen
zur Suppe geben und alles gut mischen

▶ Geriebene Kräuter zugeben: Murmeln mit Daumen und Zeigefinger
ergreifen und über sämtliche Fingerkuppen zum kleinen Finger und
zurück rollen

▶ Teppichfliesen als Teller auslegen und mit Löffel Zaubersuppe darauf
verteilen

▶ Auf dem Grill braten köstliche Zauberschnitzel: Grillstelle bauen: Qua-
dratische Fläche mit Materialsäckchen als Feuer auslegen • Mikado-

stäbe als Grill darüber legen • Tastmemory-Karten als Schnitzel darauf legen und mit Gurkenzange umdrehen

❯ Es gibt Pfannenkuchen, die von beiden Seiten knusprig gebraten werden: Materialsäckchen auf den Handrücken legen, hochwerfen und mit der Handfläche auffangen

❯ Zum Nachtisch gibt es Schlangenkuchen: Kind rollt Bleischnüre mit der flachen Hand zu Schnecken zusammen und belegt mit Klammer diese runden Böden mit unterschiedlichen Obstsorten (Kleinmaterial)

❯ Essensreste durch Zielwerfen in Behälter werfen (Mülleimer)

3.8.12 Baggersee

Materialien:

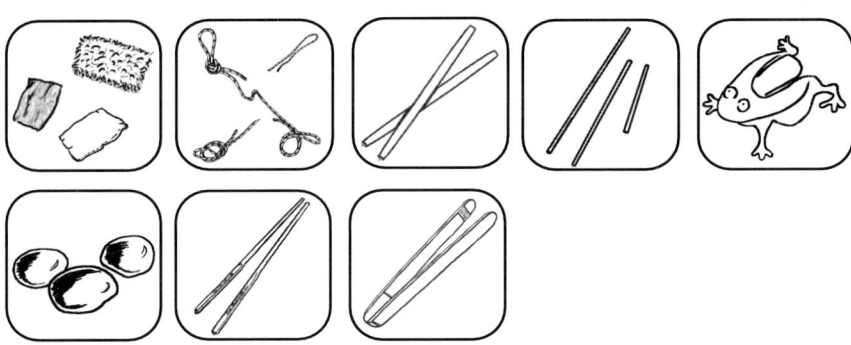

▶ Materialsäckchen aus verschiedenen Entfernungen auf einen Haufen werfen • In der so entstandenen Landschaft Baggersee anlegen: Eine Reepschnur in der Mitte eines Pertra-Konusstabes anknoten • Das andere Ende der Reepschnur um ein Materialsäckchen binden • Durch beidhändiges Aufwickeln der Reepschnur holt das Kind ein Materialsäckchen nach dem anderen zu sich heran

▶ Zum Befestigen des Seerandes Materialsäckchen zu einem Kreis legen

▶ Mittellange Rundstäbe als Treibholz an das Ufer legen

▶ Frösche am Seerand aufstellen und in den See hüpfen lassen

▶ Glasnuggets als Steine auf Seerand legen und mit einem chinesischen Essstäbchen in den See schubsen

▶ Treibholz mit einer Hand aufsammeln und als Feuerholz aufschichten

▶ Kleine Materialsäckchen mit Gurkenzange ins Feuer halten • Grillgut wenden • Fertig gebraten von Zange zu Zange an Therapeut weitergeben

3.8.13 Wir gehen kegeln

Materialien:

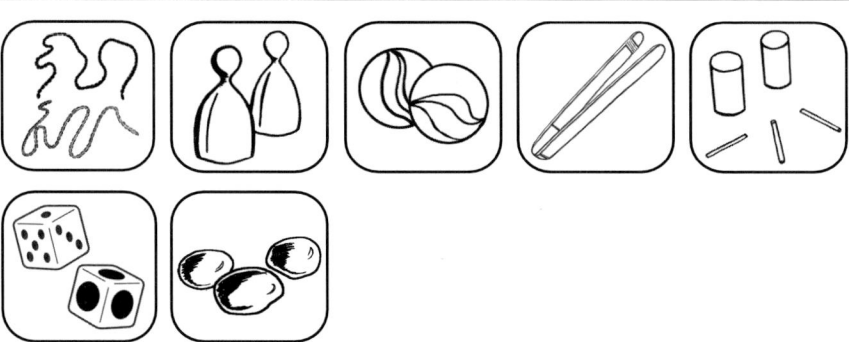

Zusatzmaterial: Krepp-Klebeband, bunte Klebepunkte, Würfelkreisel

- ▶ Aus mehreren Bleischnüren rechteckige Kegelbahn bauen
- ▶ Spielfiguren als Kegel aufstellen und durch Schnipsen mit einzelnen Fingern mit Murmeln umstoßen
- ▶ Mäuse in der Kegelbahn: Kind legt Unterarm fest auf den Tisch und hebt die Hand (Mausefalle). Murmeln werden von Therapeut über Tisch zur Mausefalle gerollt – Kind schnappt mit der Hand zu
- ▶ Riesenkegeln: Mit Gurkenzange mehrere dickere Holzstecker aufeinander stellen und mit Murmeln umkegeln. Die Menge der aufeinander zu stellenden Holzstecker durch Würfelkreisel ermitteln
- ▶ Variation: Verschiedenfarbene Türme aus Holzsteckern mit Gurkenzange bauen • Mit dem Farbwürfel Holzstecker für den Turm ermitteln, der mit Glasnuggets umgekegelt werden soll
- ▶ Neben der Kegelbahn wird ein Krepp-Klebestreifen mit Strichen als Maßband aufgeklebt • Mit Glasnuggets versucht das Kind durch Schnipsen, eine vorher ausgemachte Stelle zu erreichen
- ▶ Mannschaftskegeln: Auf jeden Fingernagel einen Klebepunkt in einer anderen Farbe kleben • Gleichfarbige Glasnuggets mit dem entsprechenden Finger wegschnipsen

3.8.14 Kunststücke auf verschlungenen Wegen

Materialien:

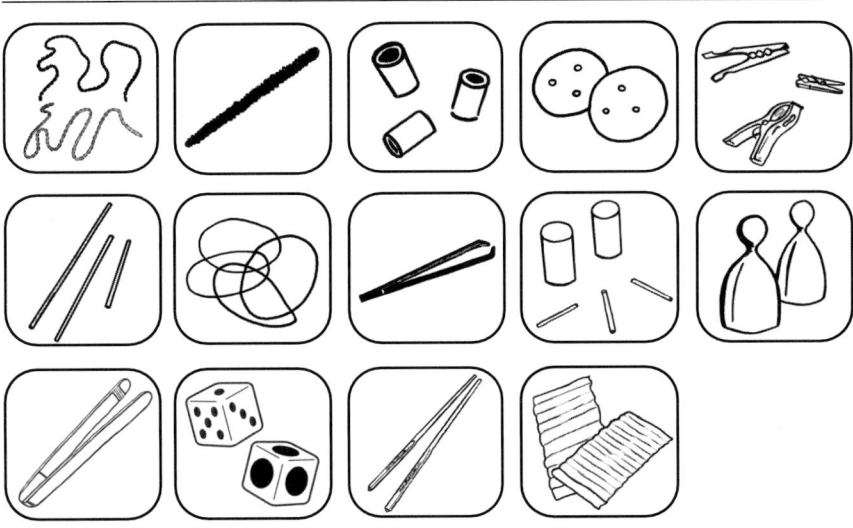

- ▶ Verwinkelten Weg aus parallel liegenden Bleischnüren vorbereiten. Auf diesem sind verschiedene Aufgaben zu lösen
- ▶ Start und Ziel des Weges mit Toren markieren: Pfeifenputzer mit Bügelperlen schmücken und in Bogenform mit je zwei Knöpfen als Sockel aufstellen
- ▶ Tore aus je zwei Klammern und Rundstäben bauen und als Hindernisse in den Weg stellen
- ▶ Kleine Gummiringe als Hindernisse mit Pinzette in den Weg legen
- ▶ Holzstecker als Slalom aufstellen
- ▶ Entlang des Weges Zuschauerplätze aufreihen (stehende Holzstecker) – darauf Spielfiguren stellen
- ▶ Die Kinder sind unruhig – sie tauschen die Plätze: Spielfiguren herunterstellen, Holzstecker mit Gurkenzange umdrehen und Spielfiguren wieder darauf setzen
- ▶ Für die Zuschauer Brezeln, Schnecken und Lebkuchenherzen aus Pfeifenputzern formen

▶ Spielfiguren am Start aufstellen: Mit Farbwürfel bestimmen, welche Farbe startet und mit Fingern oder einem chinesischen Essstäbchen Spielfigur möglichst fehlerfrei durch den Weg schieben • Wer gut ankommt, bekommt eine Süßigkeit: ein Krepppapierkügelchen formen

3.8.15 Im Kaufladen

Materialien:

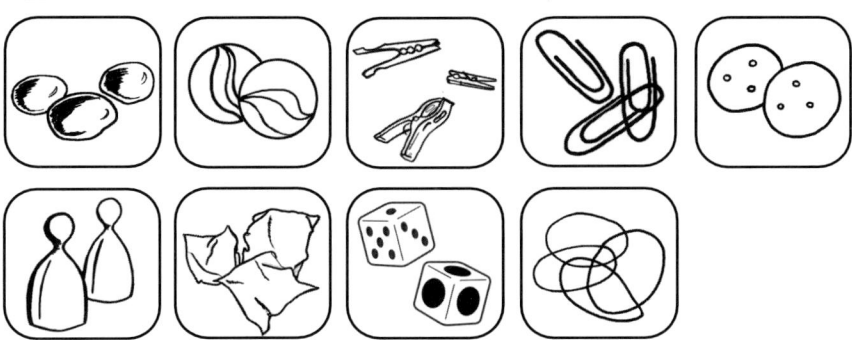

Zusatzmaterial: Schüssel, 2 Löffel

▶ In einer Schüssel je eine Hand voll Glasnuggets, Murmeln, kleine Klammern, Büroklammern, Knöpfe und Spielfiguren als Ware mischen

▶ Kleine Stofftücher als Verpackung auslegen

▶ Von allem etwas einkaufen: Erwürfelte Menge einer Ware nacheinander in die dominante Hand sammeln • Ohne Hilfe der anderen Hand aufs Stofftuch zählen • Zipfel des Stofftuchs zusammenfassen und mit Gummiring verschließen

▶ Variationen: Ware mit Löffel herausnehmen und auf das Stofftuch legen • Ware mit Löffel aus der Schüssel holen, auf einen zweiten Löffel übergeben und erst dann auf das Stofftuch ablegen

▶ Um zu kassieren, den Preis erwürfeln: entsprechende Menge Knöpfe mit einer Hand aufsammeln und dem Therapeuten in die Hand zählen

3.8.16 Auf der Baustelle

Materialien:

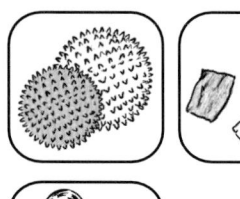 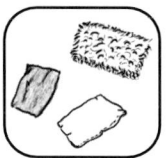 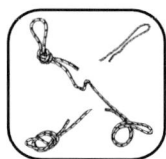  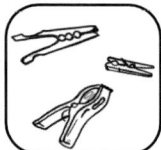

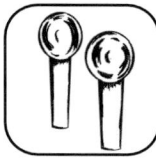

Zusatzmaterial: Perta-Grundbrett

▶ Baugelände muss gemäht werden: Kind bewegt als rotierende Mähmaschine gleichzeitig zwei Igelbälle über die Unterlage

▶ Gabelstapler kommt und liefert Material an: geöffnete Hand unter Materialsäckchen schieben und mit einer schwungvollen Pronationsbewegung auf einen Haufen schichten

▶ Zum Absperren der Baustelle wird ein Seil gebraucht: Kind häkelt mit Fingern lange Reepschnur zu einem Bauseil und legt es um den Haufen

▶ Die Planierraupe ebnet das steile Gelände: an leicht schräg gestelltem Tisch rollt das Kind mehrere dicht hinter einander liegende Pertra-Konusstäbe mit den flachen Händen vor und zurück

▶ Alte Weidezaundrähte müssen aus dem Boden gezogen werden: Dünne Reepschnur mit fixiertem Unterarm (Materialsäckchen auflegen) mit Daumen und Ziegefinger in die Hand einziehen

▶ Mit dem Greifarm transportiert der Bagger Klammern als Bauholz auf die Baustelle: Kind ergreift in wechselnder Daumen-Finger-Opposition Klammern und legt sie zur Seite

▶ Der Kran transportiert Baumaterial über die Baustelle: Auf den rechtwinklig ausgestreckten Armen liegen unterschiedliche Materialsäckchen • Kind durchquert damit Raum und geht zum Abladen langsam in die Hocke

▸ Variation: Therapeut legt Unterarm des Kindes in Seilschlinge. Kind versucht mit der Hand, Gegenstände durch Bewegungen im Handgelenk in alle Richtungen zu ergreifen

▸ Zaun wird geliefert: Am inneren Rand des Pertra-Grundbretts Pertra-Kugelbolzen einstecken und mit Reepschnüren Zaun einflechten, Enden anknoten

3.8.17 Fütterung im Zoo

Materialien:

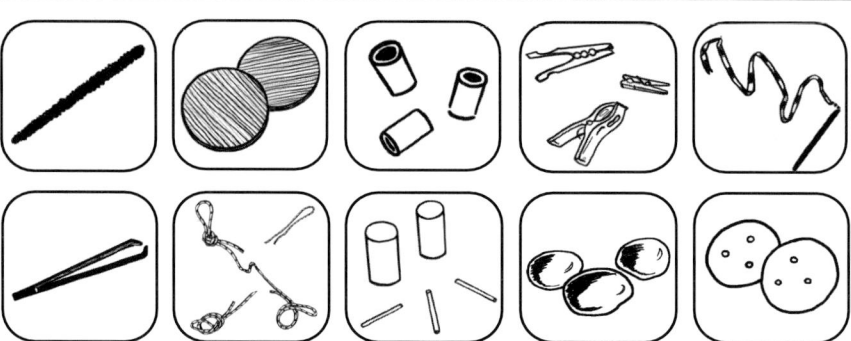

Zusatzmaterial: Zahnstocher, Glas mit Schraubdeckel

Eisbären

▶ Pfeifenputzer in der Mitte knicken und über ganze Länge fest miteinander verdrehen • Diese „Heringe" den Eisbären (Teppichfliesen) mit verschiedenen Fingern zuschnipsen

Kolibris

▶ Bügelperlen mit Zahnstocher aus Schraubdeckelglas holen und als Futter in liegende Klammern stellen • Schwungband schwirrt als Kolibris über Futter • Diese picken anschließend mit Pinzette Futter von den Zahnstochern

Schlange

▶ Reepschnur locker um Hand wickeln, vorsichtig abstreifen (zusammengerollte Schlange) und auf Teppichfliese legen • Mit der Hand mehrere kleine Holzstecker ergreifen und nach und nach einzeln in die Mitte der Schlange legen, ohne mit der anderen Hand zu helfen

Krokodile

▶ Große Klammern als „hungrige Krokodile" mit Öffnung zum Kind in eine Reihe legen • Im Abstand von ca. 20 cm Reihe von Glasnuggets davor legen und mit wechselnden Fingern in Richtung der „Krokodilmäuler" schnipsen

Affen

▶ In den Kletterkäfig der Affen wird Reepschnur mit Obst gehängt: Lange Reepschnur im Raum befestigen • Am Ende von Pfeifenputzern je einen Knopf befestigen und das andere Ende um die Reepschnur zwirbeln

3.8.18 Ritterfest auf der Ravensburg

Materialien:

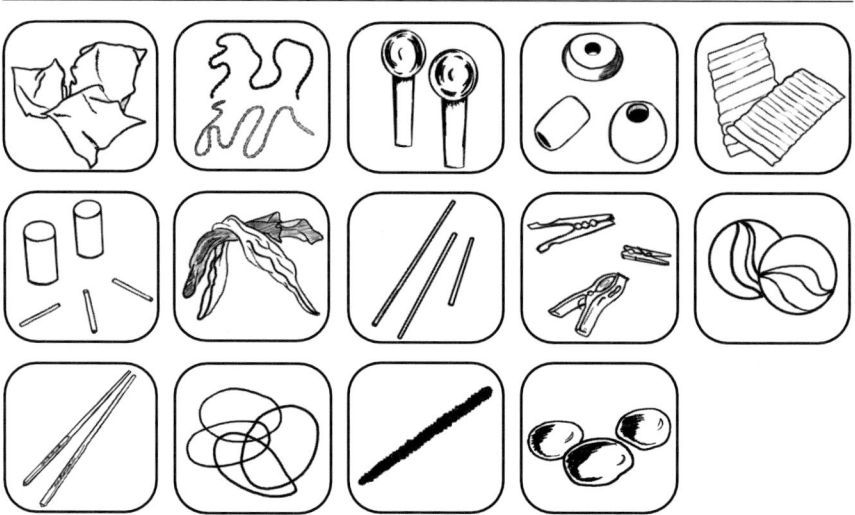

Zusatzmaterial: Krepp-Klebeband, Tischtennisbälle, Löffel, Schüssel

Das Burggelände wird aufgebaut

▶ Großes Stofftuch auslegen • Darauf als Fußboden Muster mit Bleischnüren legen

▶ Pertra-Kugelbolzen in Pertra-Scheiben stecken und diese um das Stofftuch als Mauer aufstellen

▶ Krepp-Klebestreifen als Weg zur Burg aufkleben

▶ Krepppapierrolle als Fluss auslegen und festkleben

▶ An den 4 Ecken Wehrtürme aus größeren Holzsteckern aufbauen und Spielfiguren als Wächter darauf stellen

Die Gäste kommen

▶ Prinzessinnen herstellen, indem je ein Tischtennisball in die Mitte eines Chiffontuchs gelegt wird • Chiffontuch mit dem Ball von unten erfassen, zusammen umdrehen und Knoten unterhalb des Balls machen

▶ Ritter nähern sich auf dem Fluss: Mit der flachen Hand kurze Rundstäbe über den Fluss rollen

▶ Ritter stellen Pferde ab: Mit einem Rundstab und 3 Wäscheklammern Pferde bauen und außerhalb der Burg aufstellen

▶ Ritter marschieren zur Burg: Mit Zeige- und Mittelfinger über den Weg aus Krepp-Klebestreifen laufen

Ein Turnier findet statt

▶ Kind als Ritter bekommt zwei größere Murmeln in eine Hand und dreht diese umeinander, ohne die andere Hand zur Hilfe zu nehmen

▶ Für den Wettstreit mit den Lanzen umwickeln die Kinder chinesische Essstäbchen mit Gummiringen. Damit vom Therapeut zugerollte Murmeln abwehren

▶ Ritter beweisen ihre Geschicklichkeit beim Angeln: Aus Pfeifenputzern Fische herstellen • Auf den Fluss aus Krepppapier legen und mit Wäscheklammer aus dem Fluss angeln

▶ Die Fische werden aufgeteilt: Fische mit chinesischen Essstäbchen zwischen Therapeut und Kind so oft hin und her gegeben, bis sie herunter fallen

Die Ritterkinder langweilen sich

▶ Sie spielen mit den Gummiringen: Beginnend beim Zeigefinger wird über die Fingerspitzen einer Hand ein kleiner Gummi gespannt und ohne Hilfe der anderen Hand nacheinander über jeden Finger gestreift

▶ Sie spielen „der gefangene Räuber im Verließ bricht aus": Nacheinander um jeden Finger einen Gummiring wickeln • Die anderen Finger befreien den Finger vom Gummiring, ohne die andere Hand zur Hilfe zu nehmen

▶ Die Kinder spielen „Aschenputtel": Mit Löffel Glasnuggets einer bestimmten Farbe aus einer bunten Mischung aus einer Schüssel holen

3.8.19 Ausflug ins Spielelabyrinth

Materialien:

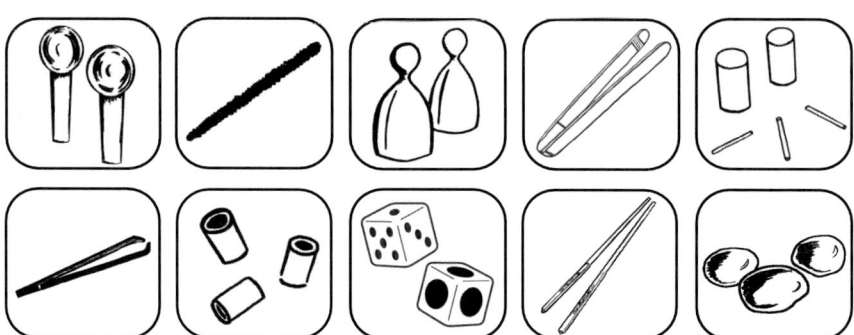

Zusatzmaterial: Pertra-Grundbrett, kleine Gefäße, Steckblümchen

Das Labyrinth entsteht

▶ Das Pertra-Grundbrett mit Pertra-Kugelbolzen als Labyrinth vollstek-ken • Mit Pfeifenputzern Labyrinth-Absperrungen bauen, indem die Enden um die Kugelbolzen gebogen werden

▶ Am Anfang und Ende des Labyrinths aus Pfeifenputzern Bögen über den Ein- und Ausgang biegen

▶ Auf den Rand des Pertra-Grundbrettes Zuschauer stellen: Spielfiguren mit der Gurkenzange auf passende Holzstecker stellen

▶ Mit Pinzette Bügelperlen in kleine Gefäße füllen und als „Popcorn" zwischen die Zuschauer stellen

▶ Als Flutlicht hohe Türme aus dicken Holzsteckern aufstellen

▶ Aus Steckblümchen einen Siegerkranz herstellen

Das Spiel beginnt

▶ Farben treten gegeneinander an: Mit Farbwürfel jeweils eine Farbe ermitteln • Mit Fingern oder chinesischen Essstäbchen Glasnuggets durch das Labyrinth schieben. Sieger wird, wer ohne aus der Absperrung zu rutschen durchkommt

▶ Variation: Spielfiguren durch Labyrinth schieben. Sieger wird, wer ohne umzufallen durchkommt

3.9 Spiele zu den Übungsschwerpunkten 3

• Schulter- und Ellenbogen-Gelenksbeweglichkeit
• Hand- und Fingerkraft / Kraftdosierung
• Taktil-kinästhetische Wahrnehmung

3.9.20 Schiffsreise zur Schatzinsel

Materialien:

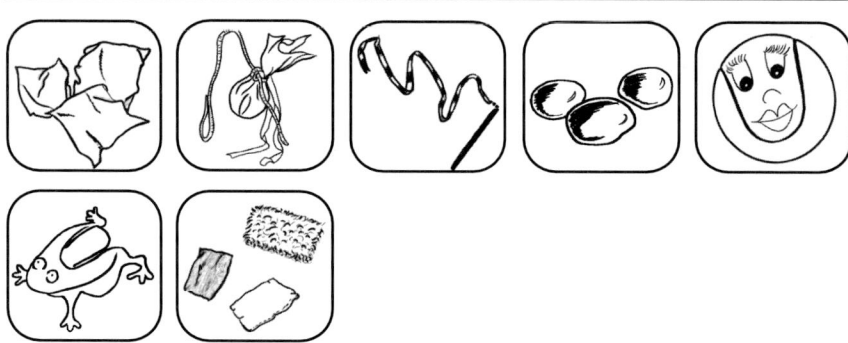

Zusatzmaterial: Stempel, Bürolocher, verschiedene Gegenstände zum Ertasten, Bohnenkiste

▶ Fahrkarten für die Schiffsreise herstellen: Papier stempeln und anschließend lochen

▶ Vor dem Ablegen mit Stofftüchern zum Abschied winken

▶ Flugball als Schiffsschraube kreisen lassen

▶ Meereswind mit Schwungbändern erzeugen

▶ Auf der Insel angekommen Erkundungsflug mit dem Hubschrauber: Flugball über dem Kopf kreisen lassen

▶ Auf der Insel befindet sich eine Schatzkiste (Therapeut versteckt zuvor verschiedene Gegenstände in Bohnenkiste): Schätze ertasten, Eigenschaften beschreiben und Gegenstände benennen

▶ Hinter der Schatzkiste lauern giftige Käfer (Glasnuggets): Die schnappt das Kind mit dem Fressball weg

▶ Auf den Rand der Schatzkiste sitzen giftige Frösche: Die schießt das Kind mit Materialsäckchen herunter

▶ Schätze für die Heimreise in Stofftücher einknoten

▶ Heimreise gestaltet sich gleich wie Anreise

3.9.21 Spiel durch die Jahreszeiten

Materialien:

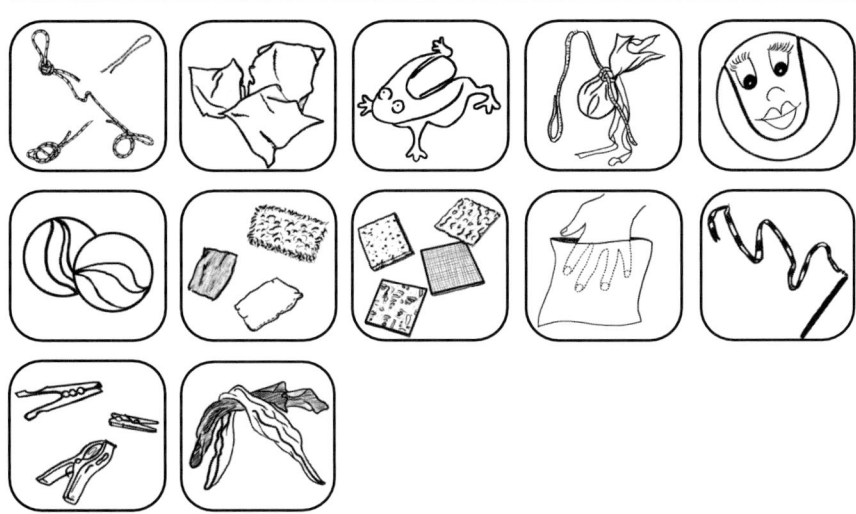

Zusatzmaterial: Schüssel mit Wasser, Handtuch, Handcreme, verschiedene runde Gegenstände zum Ertasten, weiche Gegenstände, Schwungtuch, Luftballons, Besen

Frühling

◗ Im Frühling trocknet die Wäsche im Freien: Reepschnur möglichst hoch aufhängen • Stofftücher auswringen, kräftig ausschütteln und aufhängen

◗ Wind trocknet Wäsche: beidhändig mit Stofftuch vor der aufgehängten Wäsche wedeln

◗ Frösche wandern von ihren Winterquartieren zum Laichen in den Teich: viele Frösche durch den Raum bis zum Stofftuch (Teich) hüpfen lassen

Sommer

▶ Es ist so heiß, dass ein Ventilator läuft: Flugball in verschiedene Richtungen kreisen lassen

▶ Fressball hat Lust auf Eis: mit vielen Eiskugeln (Murmeln) füttern

▶ Kinder gehen baden: mit Fingern über verschiedene vorbereitete Wege aus Materialsäckchen und den Tastmemoryplättchen zu einer Schüssel mit Wasser gehen, dort plantschen und anschließend abtrocknen
 • Zum Schluss Hände eincremen

Herbst

▶ Beeren aussortieren: Verschiedene runde Gegenstände im Tastbeutel erfühlen und sortieren

▶ Saft pressen: Verschiedene weiche Gegenstände fest zusammen drücken

▶ Wind kommt auf: Mit Stofftüchern, Flugball und Schwungband großräumige Bewegungen durchführen

▶ Variation: Auf großes Schwungtuch Luftballons legen und zu zweit mit großräumigen Bewegungen herunterwedeln

▶ Blätter fallen von den Bäumen: Kleine Materialsäckchen mit Schwung im ganzen Raum verteilen und anschließend mit Besen zusammenkehren

Winter

▶ Vögel picken Körner auf: Mit Klammer Murmeln aufsammeln

▶ Schnee fällt aus den Wolken: Chiffontücher hochwerfen und wieder auffangen

▶ Es ist kalt und wir müssen uns bewegen: Mit Fäusten und Handflächen ganzen Körper abklopfen • Mit Fäusten in alle Richtungen boxen

▶ Den Schlitten den Berg hinaufziehen: Schwere Materialsäckchen an lange Reepschnur binden und schräge Ebene mit alternierenden Armbewegungen hinauf ziehen

3.9.22 Urwaldreise mit Freund Rundi

Materialien:

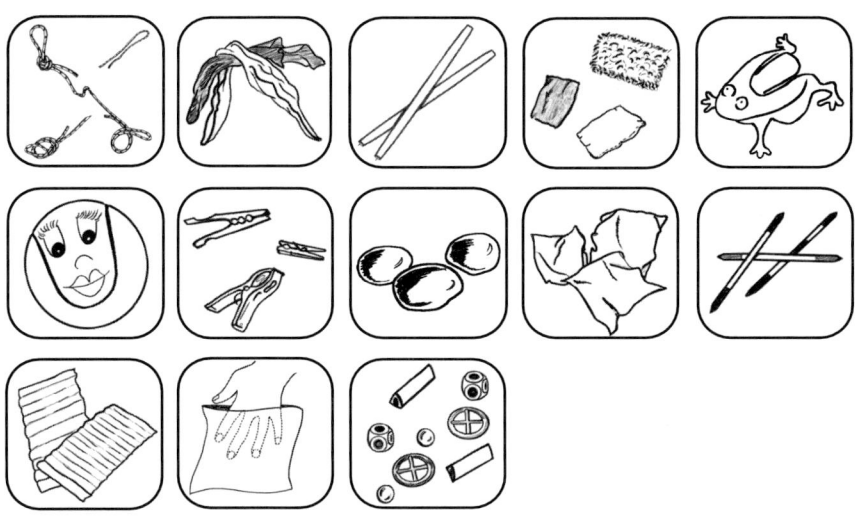

▶ Weg durch Urwald muss von Lianen befreit werden: Über gespannte Reepschnur Chiffontücher hängen und einzeln mit Pertra-Konusstab herunter schlagen

▶ Weg durch Wald zu Lichtung aus Materialsäckchen bauen

▶ Auf der Lichtung bewachen Ochsenfrösche das Futter für den Freund Rundi (Fressball): Sie sind vom Aussterben bedroht, deshalb vorsichtig mit einer Klammer wegtragen

▶ Rundi hat keine Beine, er rollt sich mühsam über den Waldweg aus Materialsäckchen • Erschöpft und hungrig angekommen, bekommt er Futter (Glasnuggets) zugeschnipst

▶ Es wird Nacht: Aus gespannten Reepschnüren, Stofftüchern und Klammern eine Höhle bauen • Vor der Höhle ein großes Feuer aus Mikadostäben aufschichten • Als Glut Krepppapier-Kügelchen formen • Feuer brennt langsam herunter: Das Mikadospiel spielen

▶ Als Andenken verschiedene Fundstücke mitnehmen: Aus dem Tastbeutel Doppelgegenstände suchen

3.9.23 Das Kind und ein Frosch gehen ins Trainingslager

Materialien:

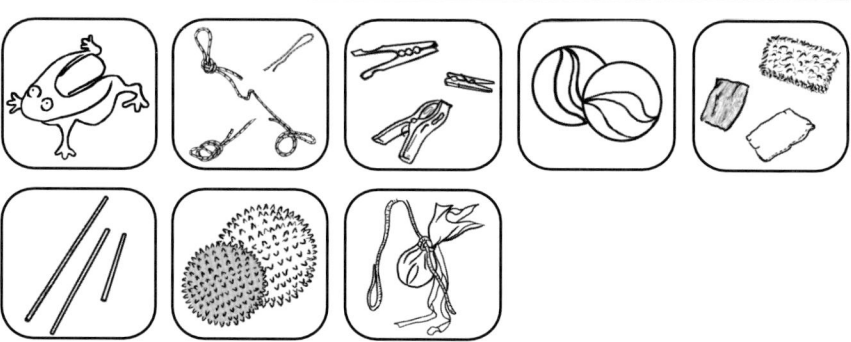

Zusatzmaterial: Vorbereiteter Spielplan, Kreisel

▶ Therapeut bereitet einen Spielplan vor, auf dem mehrere Sportdiszi-
plinen aufgezeichnet sind

▶ Kind lässt Frosch auf Plan hüpfen. Wo er landet, wird mit dem aufge-
malten Trainingsteil weitergespielt

Das Training beginnt

▶ Therapeut und Kind halten Reepschnur von ca. 1 m Länge mit der
nicht dominanten Hand straff gespannt • Je 2 Klammern sind an jedem Ende befestigt, hintere Klammer hüpft über vordere Therapeut
und Kind wechseln sich so lange ab, bis Klammern sich in der Mitte
treffen

▶ Kind hält 2 größere Murmeln in einer Hand und lässt sie so lange
umeinander kreisen, wie ein vom Therapeuten in Schwung gebrach-
ter Kreisel sich dreht

▶ Vorübungen zum Jonglieren: Kind und Therapeut stehen sich gegen-
über. Auf ein Kommando werfen sich beide fortlaufend ein Materialsäckchen gezielt in die Hand • Variation: über Kreuz ein Säckchen
zuwerfen

▶ Kind hält Rundstab oder Stift als Hubschrauber in der Hand und dreht
ihn ohne Hilfe der anderen Hand zwischen den Fingern • Für den
Rundflug hebt und senkt sich dabei der Arm des Kindes

▶ Kind rollt Igelball über seine ausgestreckten Arme. Es beginnt bei einer Hand, wechselt auf der Brust und endet bei der anderen Hand

▶ Mit Flugball schwingt Kind Kreise und Achten vor, neben und über sich

3.9.24 Reise in ferne Länder

Materialien:

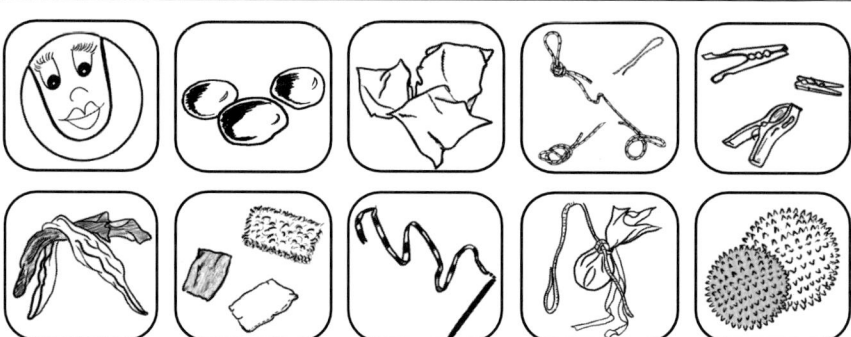

Zusatzmaterial: Kastanien

▶ Kind spart für eine große Reise: Fressball mit Glasnuggets füllen

▶ Letzte Wäsche wird gewaschen: Stofftücher gut auswringen, ausschütteln und an hoch hängende Reepschnur klammern

▶ Sparschwein ist voll und wird geschlachtet: Geld aus Fressball herausholen

▶ Kind winkt zum Abschied mit Chiffontuch

▶ In Frankreich wird Boules gespielt: Ein Materialsäckchen in den Raum werfen • Mit Kastanien versuchen, das Materialsäckchen zu treffen

▶ Indianer geben sich Rauchzeichen: Schwungband durch die Luft schwingen • Die Mitteilung oft wiederholen, damit sie verstanden wird: Bogen = Berg • Schlangenlinie = Fluss • Kreis = Vollmond • Mit 2 Schwungbändern gleichzeitig bedeutet die Mitteilung: Fest bei Vollmond

▶ Die Cowboys fangen wilde Rinder ein (im Raum verteilte Materialsäckchen): Kind lässt Flugball als Lasso kreisen und wirft ihn in Richtung der Materialsäckchen

▶ Inderinnen wickeln ihre Saris fest: Stofftücher mit Klammern an der Kleidung befestigen • Reepschnur mehrfach um die Taille wickeln

▶ In der Wüste muss Wasser aus dem Brunnen gezogen werden: Je einen schweren Materialsack (Wassersack) an lange Reepschnur knoten und mit alternierenden Armbewegungen heranziehen

▶ Im Dschungel gilt es, Moskitos zu vertreiben und sich mit Insekten-mittel einzureiben: Flugball um den ganzen Körper schwingen lassen und Körper überall mit Igelball abrollen

▶ In Afrika bestaunt das Kind lange Schlangen: Möglichst viele Wä-scheklammern aneinander klammern

3.9.25 Vertreibung der außerirdischen Monster

Materialien:

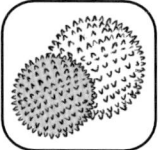 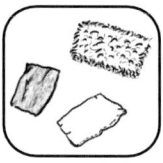 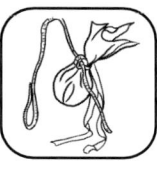 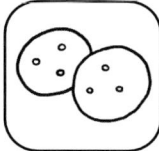 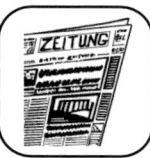

Zusatzmaterial: Verschiedene Bälle

▶ Damit die außerirdischen Monster das Kind nicht sehen können, muss es sich mit einer Schutzhülle unsichtbar machen: Leicht gegrätscht hin stellen und einen Ball wie eine liegende Acht mehrfach um die Füße rollen • Mit Igelball Beine und Rumpf umrollen

▶ Die außerirdischen Monster kommen: Verschiedene Bälle in eine Reihe auf Materialsäckchen platzieren

▶ Mit dem Flugball erst einschwingen und dann mit einem gezielten Treffer die Monster nacheinander vertreiben

▶ Zaubervögel helfen mit, die herumliegenden Monster einzusammeln: Mit den folgenden Bewegungen zu den Bällen gehen und diese einzeln aufräumen:

1. Als Adler läuft das Kind durch den Raum und schwingt seine seitlich ausgestreckten Arme langsam auf und ab
2. Als Taube hält das Kind seine Ellenbogen an die Körperseite gepresst und bewegt die Unterarme auf und ab
3. Als Spatz hält das Kind seine angewinkelten Arme seitlich und flattert in den Handgelenken

▶ Für jedes vertriebene Monster gibt es eine Tapferkeitsmedaille: Die Bälle zählen und eine entsprechende Anzahl Knöpfe in eine Hand sammeln • Damit niemand die Medaillen rauben kann, jeden Knopf auf ein Stück Zeitungspapier legen und zu einem festen Ball zusammen knüllen

3.9.26 Der tapfere Ritter rettet die Prinzessin

Materialien:

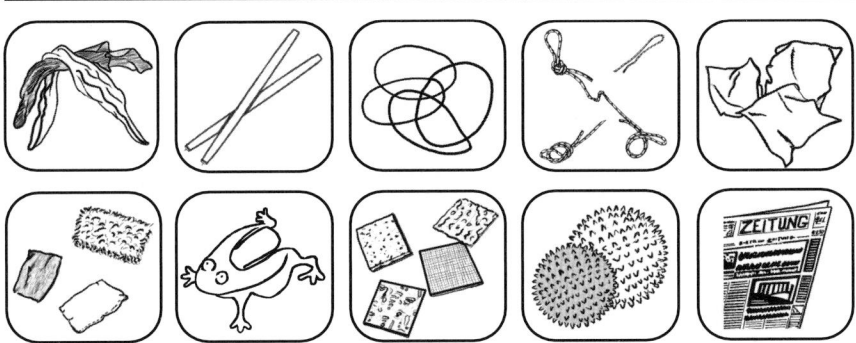

Zusatzmaterial: Elastische Binden, langer Stab, Trommelsteine

▶ Das Kind wickelt elastische Binden oder knotet Chiffontücher als Rüstung um seinen Körper

▶ Der Ritter macht sich ein Schwert: Ende eines Pertra-Konusstabes mit mehreren Gummiringen umwickeln • Schwert mit Reepschnur um die Hüfte binden

▶ Für das Reisegepäck braucht er einen Wanderstab mit Bündel: Stofftuch mit beliebigen Gegenständen an einen langen Stab binden

▶ Auf seinem Weg kommt er an einem großen See vorbei (das ganze Zimmer). Hier hilft er einem verzauberten Frosch, über den See zu kommen: Kind wirft Materialsäckchen als Insel zum Ausruhen ca. 2 m vor sich und lässt den Frosch dort hin hüpfen • Materialsäckchen wieder ca. 2 m werfen, Frosch nachhüpfen lassen usw. bis Frosch am anderen Ende des Zimmers angekommen ist • Als Dank erhält der Ritter einen Trommelstein, den er in sein Reisebündel packt

▶ Um durch einen großen Sumpf zu kommen, muss er sich einen breiten Weg bauen: Aus der Hälfte eines Tastmemorys einen Weg legen • Die andere Hälfte Stück für Stück unter Stofftuch ertasten und damit den Weg verbreitern

▶ Die Belohnung ist ein weiterer Trommelstein für sein Reisebündel

▶ Auf dem Weg findet er eine geheimnisvolle Stachelkugel (Igelball). Zum Transport wird sie mit einer dünnen Reepschnur umwickelt und ins Reisebündel gepackt

▶ Die Prinzessin ist hinter einer Mauer eingesperrt: Zeitungspapier zu festen Bällen knüllen und als Mauer in eine Reihe legen • Mit Materialsäckchen die Bälle wegschießen: Prinzessin ist befreit

3.9.27 Ein Tag im Zauberwald

Materialien:

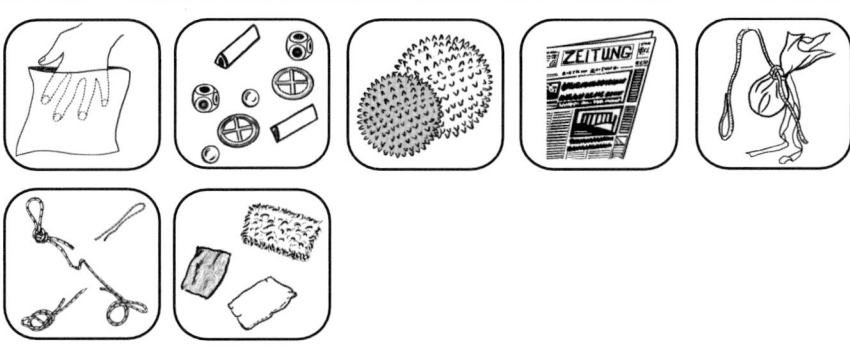

Zusatzmaterial: Ball

▶ Kind will zum Zauberwald reiten, um seine Schatzsammlung zu verdoppeln: In seinem Gepäck befindet sich der Tastbeutel mit einer Hälfte der Doppelgegenstände

▶ Das Pferd (Kind) wird gestriegelt. Es legt sich hin: Therapeut rollt mit Igelball über seinen Körper

▶ Hufgeklapper durch Ballprellen darstellen

▶ Am Waldrand angekommen, entfernt das Kind Blätter, um den Weg frei zu bekommen: Zeitungspapier in Stücke reißen und mit Flugball wegwedeln

▶ Aus Lianen baut es sich ein Geländer: Reepschnüre zusammen knoten, den Raum zwischen Möbeln durchspannen und an Sprossenwand festbinden • Mit geschlossenen Augen am Geländer entlang tasten

▶ Am Ende des Geländers sammelt ein Affe (das Kind) Kokosnüsse als Futter ein: Materialsäckchen in einen Korb werfen

▶ Um andere Tiere zu vertreiben, baut das Kind eine Schleuder: Zwei Reepschnüre parallel an Sprossenwand binden • Kind hält Reepschnüre gespannt und Therapeut legt ein Materialsäckchen auf beide Schnüre • Durch schnelles Auseinanderziehen der Schnüre schleudert es das Materialsäckchen weg

▶ Im Sumpf auf der Suche nach den Schätzen: Die andere Hälfte der Doppelgegenstände sind zwischen vielen Materialsäckchen versteckt

3.9.28 Der Zirkus probt für sein neues Programm

Materialien:

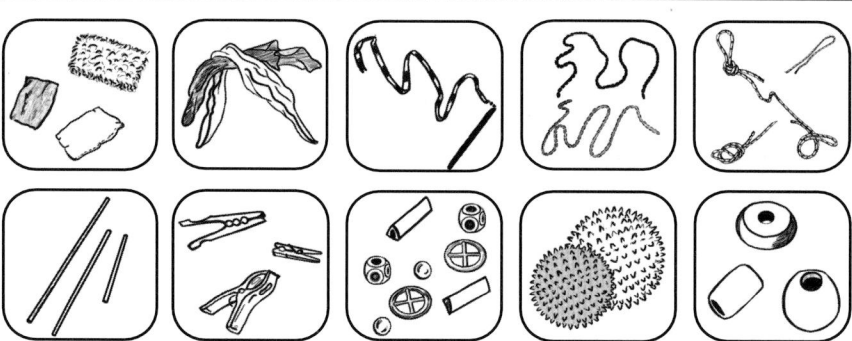

Zusatzmaterial: Kleinerer Ball, Pezziball

Die Wurfakrobaten mit dem „Kometen"

▶ Ein Materialsäckchen in ein Chiffontuch knoten, In folgenden Positionen hochwerfen und fangen: im Stehen, im Einbeinstand, von unten durch das hochgezogene Knie, im Langsitz, im Knien, in Rückenlage

▶ Variation: Therapeut und Kind werfen und fangen den Kometen (Materialsäckchen im Chiffontuch)

Die exotischen Tänzer mit „Feuerschweif" und „rasendem Wurm"

▶ Im Stehen mit dem Schwungband Kreise neben / vor Körper und über dem Kopf schwingen, ebenso Achterschwünge • Im Gehen weiter schwingen • In Wellenschwüngen den „rasenden Wurm" darstellen: Mit zwei Schwungbändern richtungsgleiche und gegenläufige Schwünge ausführen

Der Messerwerfer

▶ Kind legt sich auf Matte und wird mit Blei- oder Reepschnüren umlegt • Vorsichtig aus der entstandenen Figur herausklettern • Aus einem größeren Abstand mit kurzen Rundstäben in Richtung der Figur werfen und versuchen, die Figur knapp außerhalb zu treffen

Der Fakir

▶ Klammern, Rundstäbe, Materialsäckchen, Bleischnüre, Doppelgegenstände, Igelbälle, Pertra-Scheiben und -Walzen auf eine Matte legen •
Barfuß darüber gehen, mit Bauch und Rücken darauf legen

Hundedressur

▶ Kind drückt mit einem kleineren Ball leicht gegen den Pezziball: Mit
beidhändigen Bewegungen zu sich hin und von sich weg rollt es den
Pezziball mit Hilfe des kleineren Balles durch den Raum

4. Stifthaltungen mit Fotos

Je nach Alter und Übung im Umgang mit dem Stift entwickelt sich die Technik, den Stift zu halten von einem Grobgriff, dem Faust- oder Pfötchengriff zu einem immer beweglicheren Feingriff, dem Dreipunktgriff. Eine differenzierte, kleine Formenwiedergabe, die zum Schreiben notwendig ist, gelingt nur über eine gut koordinierte, exakt gesteuerte Beweglichkeit, die je nach Schreibtyp mehr aus dem Handgelenk oder den Fingergelenken gesteuert wird.

Bei allen Kindern ist der Dreipunktgriff anzustreben. Er ermöglicht zum Schreiben die maximale Beweglichkeit bei geringer Fixation. Bei diesem Griff wird der Stift an drei Seiten vom leicht gebeugten Daumen, Zeige- und Mittelfinger gefasst. Zur Bewegungsführung ist ein Wechsel zwischen Zangengriff (Beugung) und Pinzettengriff (Streckung) notwendig und die Bewegung muss zusätzlich fein dosiert aus dem Handgelenk erfolgen. Für viele Kinder ist dieses wohldosierte, gut koordinierte Zusammenspiel der Finger und des Handgelenks schwierig und die verbundene Schreibschrift mit ihren vielen kleinen Bewegungswechseln gelingt kaum. Diese fein abgestimmte schnelle Koordinationsbewegung ist bei der Druckschrift nicht so differenziert notwendig. Kinder, die diese schnellen kleinen Bewegungswechsel nur unzureichend ausführen können, bleiben eher langsame Schreiber. Sie haben eine größere Schrift und schreiben lieber Druckbuchstaben als die verbundene Schrift. Um gezielt die Beweglichkeit der drei Schreibfinger zu üben, eignen sich als feinmotorische Übungen z. B.: Krepppapierkügelchen herstellen • Kleine Muttern auf Schrauben drehen • Umgekehrten Flaschendeckel zwischen den Fingern drehen • Seil einhändig in die Hand einziehen • Finger am Stift hinauf und herunter laufen lassen

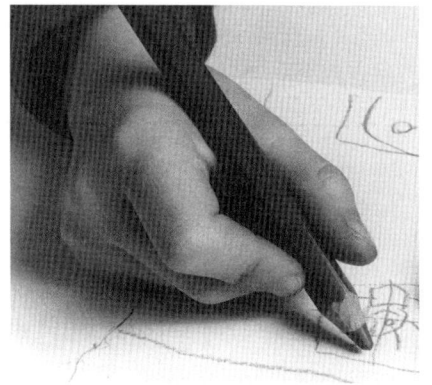

Dreipunktgriff

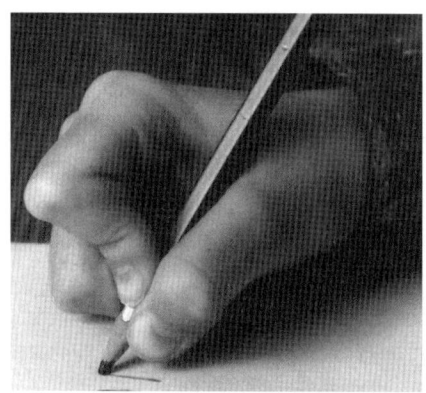

Zu starker Druck

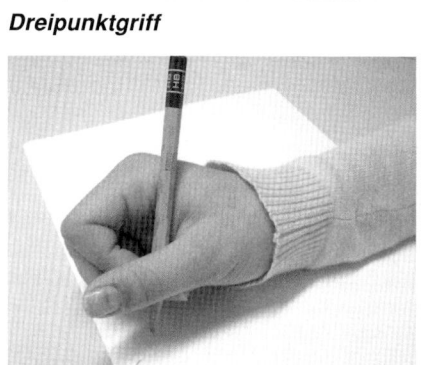

Überschlagener Daumen

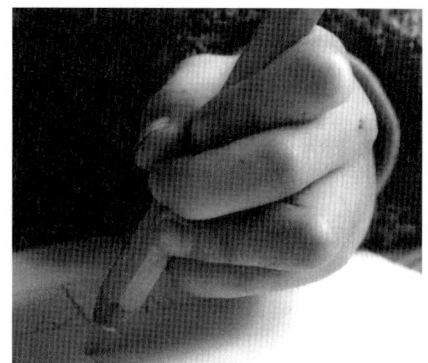

Zu stark gebeugt: Mittel- / Ringfinger als Stützfinger

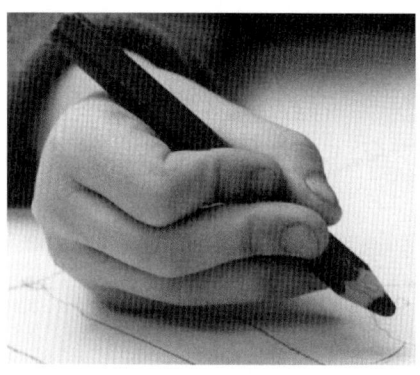

Mittelfinger als Stützfinger

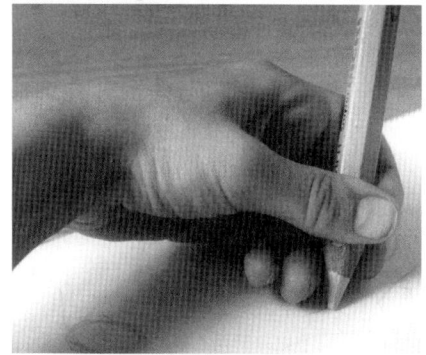

Im Handgelenk abgehoben

5. Auswahl des richtigen Schreibgerätes

Von ihren ersten Malversuchen an sollten Kinder dicke Buntstifte zur Verfügung haben. So können sie sich erste grafomotorische Kompetenzen und die Stifthaltung im Dreipunktgriff aneignen.

Damit sie verschiedene Malerfahrungen sammeln können, sind Wachskreiden, Wasserfarben und Filzstifte als Ergänzung sinnvoll. Bei den Wachskreiden eignen sich birnenförmige Stifte oder Wachsblöcke eher für jüngere Kinder. Ihnen fällt es noch schwer, das Malgerät in einem Feingriff zu halten und sie bevorzugen den Pfötchen- oder Faustgriff. Für das Malen mit Wasserfarben eignen sich für Kinder bis zum Schuleintritt unterschiedlich dicke Borstenpinsel besser als Haarpinsel und die Farbnäpfe sollten möglichst groß sein.

Je ungeübter Kinder beim Malen oder Schreiben sind, umso wichtiger sind für sie dicke, weiche, gut malende Stifte. Die meisten Kinder bevorzugen dabei die dreieckige Form. Um einen dünnen Stift zu halten, müssen die Muskeln stärker angespannt werden. Zusätzlich wird bei einer ungeübten motorischen Tätigkeit mehr Kraft eingesetzt, als dies nötig wäre. Dies führt dazu, dass der Stift bei Schreibanfängern oft verkrampft gehalten wird. Das kann zu Schmerzen in Hand und Arm, Unlust und Leistungsabfall führen.

Dünne Stifte sollten Kinder im Vorschulalter allenfalls zum Malen einzelner Details bekommen. Grundsätzlich sollte bis zum Ende der ersten Klasse und möglichst länger nur mit dicken, gut gespitzten Bleistiften geschrieben und ein Wechsel auf dünne Stifte oder den Füller möglichst lange hinaus geschoben werden.

Beim Einkauf des Anfängerfüllers sollte ein Geschäft mit einer möglichst umfangreichen Auswahl und der Möglichkeit, diesen in Ruhe ausprobieren zu können, aufgesucht werden. Je nach Fabrikat unterscheiden sich die Griffmulden, das Material und teilweise der Schliff der Federn voneinander. Wichtig ist, dass der Füller vom Kind gut gehalten und das Material als angenehm empfunden wird.

Bei linkshändigen Kindern sollte auf einen speziellen Linkshänderfüller geachtet werden, da die Griffmulden unterschiedlich geformt sind.

6. RAVEK – Ravensburger Erhebungsbogen fein- und grafomotorischer Kompetenzen

6.1 Aufbau des RAVEK (Ravensburger Erhebungsbogen fein- und grafomotorischer Kompetenzen)

Der Erhebungsbogen gliedert sich in verschiedene Teilbereiche:

– Feinmotorik (A)

– Malen (B)

– Vier Ballone zur Erhebung der grafomotorischen Kompetenzen (C)

6.1.1 RAVEK Deckblatt

Ravensburger Erhebungsbogen fein- und grafomotorischer Kompetenzen (RAVEK)

Teilbereiche

- Feinmotorik **(A)**
- Malen **(B)**
- Grafomotorik **(C)**
  Ballon 1- Grundformen
  Ballon 2- Formen groß/ klein und unterbrochene Grundmuster
  Ballon 3- Fortlaufende Grundmuster
  Ballon 4- Fortlaufende komplexe Muster

Name des Kindes   _____

Geburtsdatum   _____

Erhebungsdatum   _____

Therapeut/In   _____

Händigkeit	rechts	links	wechselnd
Augenärztliche Untersuchung	ja	Datum	nein
Zur Untersuchung getropft	ja	nein	
Brillenträger/In	ja	nein	Sehfehler

© 2008 verlag modernes lernen – Dortmund • Pauli/Kisch, Handgeschicklichkeit bei Kindern • B 1070 • Alle Rechte vorbehalten!

Hinweis: Vorlagen S. 100-112 vergrößern (auf DIN A4)

6.1.2 Ravensburger Erhebungsbogen fein- und grafomotorischer Kompetenzen (RAVEK)

Erhebungsbogen Feinmotorik (A)

Händigkeit	rechts	links	wechselnd

Gelenks-beweglichkeit	Rechts	Über-beweglich instabil/ hypoton	Bewegung eingeschränkt/ hyperton	Links	Über-beweglich instabil/ hypoton	Bewegung eingeschränkt/ hyperton	
Schulter-gelenk							
Ellenbogen-gelenk							
Handgelenk							
Fingergelenke							
	Rechts ja	Rechts ansatzweise	Rechts nein	Links ja	Links ansatzweise	Links nein	
Opposition Daumen-Finger							
Pinzettengriff							
Zangengriff							
Übergang Pin-zetten-Zangengriff Stiftlauf							
Isolierte Finger-bewegung Schnipsen							
Diadochokinese							
Sammeln in die gleiche Hand kleine Gegenstände							
Drehbewegung durch Finger 1-3 mittelgroße Murmel							
Gegenläufige Handbewegung mit einer Hand Öffnen einer Flasche							
Gegenläufige Handbewegung beider Hände Schnipsel reißen							

6.1.3 Ravensburger Erhebungsbogen fein- und grafomotorischer Kompetenzen (RAVEK)

Erhebungsbogen Malen (B)

Sitzhaltung	Aufrecht und locker	Zusammengesackt/ Kopf aufgestützt/ Unterarm frei	Zusammengesackt/ Kopf aufgestützt/ Gewicht auf dem Unterarm	Verändert ständig Sitzposition/ dreht Körper in die Malrichtung	
Augen	Mittig vor dem Papier	Dreht/ neigt Kopf extrem nach Rechts/ Links	Gesicht extrem nah am Papier	Gesicht extrem weit von Papier entfernt	
Motivation	Schnell zu begeistern	Malt motiviert	Längere Überzeugungsarbeit notwendig	Verweigert/weicht von der Aufgabe ab	
Kreativität	Ideenreich/ fantasievoll ausgeschmückt	Macht Aufgabe aufs Nötigste begrenzt	Weicht von Aufgabe ab	Kann Aufgabe nicht umsetzen/ malt nichts	
Kind erklärt sein Bild	Ja, dem Bildinhalt angepasst	Nein, malt schweigend/erklärt anschließend	Verändert die Aufgabe/weicht durch Reden ab	Lenkt durch Reden vom Malen ab/ malt nichts	
Maltempo	Angepasstes Tempo	Extrem schnell/ überhastet	Auffallend langsam/stockend		
Malhand	Rechts	Links	Wechselnd wegen: – unklarer Händigkeit – mangelnder Überkreuzung	Wechselnd wegen: – Kraftmangel – Ermüdung	
Schulter/ Ellenbogen	Eher ruhig/ adäquat	Bewegungsführend	Fixiert / unbeweglich		
Unterarm	Locker aufliegend/ adäquat	Gewicht zu stark auf Unterarm	Handgelenk aufliegend/Ellenbogen abgehoben	Handgelenk und Ellenbogen abgehoben	
Hand/ Handgelenk	Locker aufliegend/ adäquat	Haftet auf der Stelle	Im Handgelenk abgehoben/Hand völlig abgehoben	Hakenhandstellung	
Überwiegende Bewegungsausführung aus	Gleichzeitig Hand- und Fingergelenken	Fingergelenken	Handgelenk	Schulter/Ellenbogen-Unterarm	
Stifthaltung	Dreipunktgriff	Dreipunktgriff mit Schreibhilfe	Faustgriff	Pfötchengriff	
	Fingergelenke überstreckt	Fingergelenke zu stark gebeugt	Daumen überschlagen	Mittel- und/oder Ringfinger als Stützfinger	
Fingerposition am Stift	Etwa am Farbansatz	Zu weit unten	Zu weit oben	Rutscht zunehmend nach unten	
Stiftdruck	Angepasst	Zu stark	Zu schwach	Wechselnd	
Stiftführung	Fließend/ adäquat	Überschießend	Auf der Stelle haftend	Verzittert	
Visuelle Kontrolle bei Strichführung	Auge-Hand-Koordination angepasst	Auge-Hand-Koordination nicht angepasst	Blick kann nicht ausdauernd gehalten werden		

6.1.3 Ravensburger Erhebungsbogen fein- und grafomotorischer Kompetenzen (RAVEK)

Erhebungsbogen Malen (B) Fortsetzung

Arbeitsrichtung	Von links nach rechts	Von rechts nach links	Wechselnd	Chaotisch	
Ausgewählte Papiergröße	DIN A3	Größer als DIN A3	DIN A4	Kleiner als DIN A4	
Blattaufteilung	Fläche ausgefüllt	Fläche nicht ausgenutzt	Nur eine Stelle bemalt – welche?		
Malbeginn auf dem Blatt	Rechts	Links	Mittig	Unterer/oberer Blattrand	
Bildaufbau	Gegenstände über das Blatt verteilt	Gegenstände mehr zum unteren Blattrand orientiert	Standlinie oder Himmel gemalt	Standlinie und Himmel gemalt	
Gegenstände in richtiger Raumlage	Ja	Teilweise	Nein		
Farbwahl	Realistisch	Bewusst einfarbig (welche)	Beliebig (welche)	Bunt/Düster	
Mensch-darstellung altersgemäß	Ja	Ansatzweise	Nein		
Mensch-darstellung bestehend aus:	Kopf	Bauch	Beine eine Linie/ Doppellinie	Arme eine Linie/ Doppellinie/ am Kopf/am Rumpf angesetzt	
	Hände Füße	Finger Anzahl	Gesicht Details	Kleidung (welche)	
Farbwahl Mensch-darstellung	Realistisch	Bewusst einfarbig (welche)	Beliebig (welche)	Bunt/düster	
Form: Kreis	Rund und geschlossen	Unrund/eiförmig	Nicht geschlossen	Nein	
Form: Viereck	Durchgehend gemalt/Ecken rechtwinklig	Aus Einzellinien gemalt	Ecken gerundet/ Linien gebogen	Nein	
Form: Dreieck	Durchgehend gemalt/Ecken spitz	Aus Einzellinien gemalt	Eine Seite schräg- eine Seite gerade/ Ecken gerundet	Nein	
Ausmalen	In der Begrenzung bleibend	Überschießend	Deckend	Viele weiße Stellen	

6.1.4 **Ra**vensburger **E**rhebungsbogen fein- und grafomotorischer **K**ompetenzen (RAVEK)

Erhebungsbogen Grafomotorik (C) Ballon 1 / 2 / 3 / 4

Sitzhaltung	Aufrecht und locker	Zusammengesackt/ Kopf aufgestützt/ Schreibarm frei	Zusammengesackt/ Kopf aufgestützt/ Gewicht auf dem Schreibarm	Verändert ständig Sitzposition/dreht Körper in die Arbeitsrichtung	
Augen	Mittig vor dem Papier	Dreht/neigt Kopf extrem nach Rechts/Links	Gesicht extrem nah am Papier	Gesicht extrem weit von Papier entfernt	
Motivation	Schnell zu begeistern	Arbeitet motiviert	Längere Überzeugungs- arbeit notwendig	Verweigert Aufgabe	
Maltempo	Angepasstes Tempo	Extrem schnell/ überhastet	Auffallend langsam/stockend		
Malhand	Rechts	Links	Wechselnd wegen: – unklarer Händigkeit – mangelnder Überkreuzung	Wechselnd wegen: – Kraftmangel – Ermüdung	
Schulter/ Ellenbogen	Eher ruhig/ adäquat	Bewegungsführend	Fixiert/ unbeweglich		
Unterarm	Locker aufliegend/ adäquat	Gewicht zu stark auf Unterarm	Handgelenk auf- liegend/Ellenbogen abgehoben	Handgelenk und Ellenbogen abge- hoben	
Hand/Handgelenk	Locker aufliegend/ adäquat	Haftet auf der Stelle	Im Handgelenk abgehoben/Hand völlig abgehoben	Hakenhand- stellung	
Überwiegende Bewegungs- führung aus	Gleichzeitig Hand- und Fingergelenken	Fingergelenken	Handgelenk	Schulter/Ellenbo- gen-Unterarm	
Stifthaltung	Dreipunktgriff	Dreipunktgriff mit Schreibhilfe	Faustgriff	Pfötchengriff	
	Fingergelenke überstreckt	Fingergelenke zu stark gebeugt	Daumen überschlagen	Mittel- und/oder Ringfinger als Stützfinger	
Fingerposition am Stift	Etwa am Farbansatz	Zu weit unten	Zu weit oben	Rutscht zuneh- mend nach unten	
Stiftdruck	Angepasst	Zu stark	Zu schwach	Wechselnd	
Stiftführung	Fließend/ adäquat	Überschießend	Auf der Stelle haftend	Verzittert	
Visuelle Kontrolle bei Strichführung	Auge-Hand- Koordination angepasst	Auge- Hand- Koordination nicht angepasst	Blick kann nicht ausdauernd gehalten werden		
Arbeitsrichtung	Von links nach rechts	Von rechts nach links	Wechselnd	Chaotisch	
Arbeitsweise	Wiedergabe nach visuellem Erfassen möglich	Orientiert sich durch Nachspuren der vorgegebenen Form/ des Musters	Versucht Aufgabe/ Ergebnis weicht ab	Versucht erfolglos/ gibt auf	

6.1.5 RAVEK Ballon 1 – Grundformen

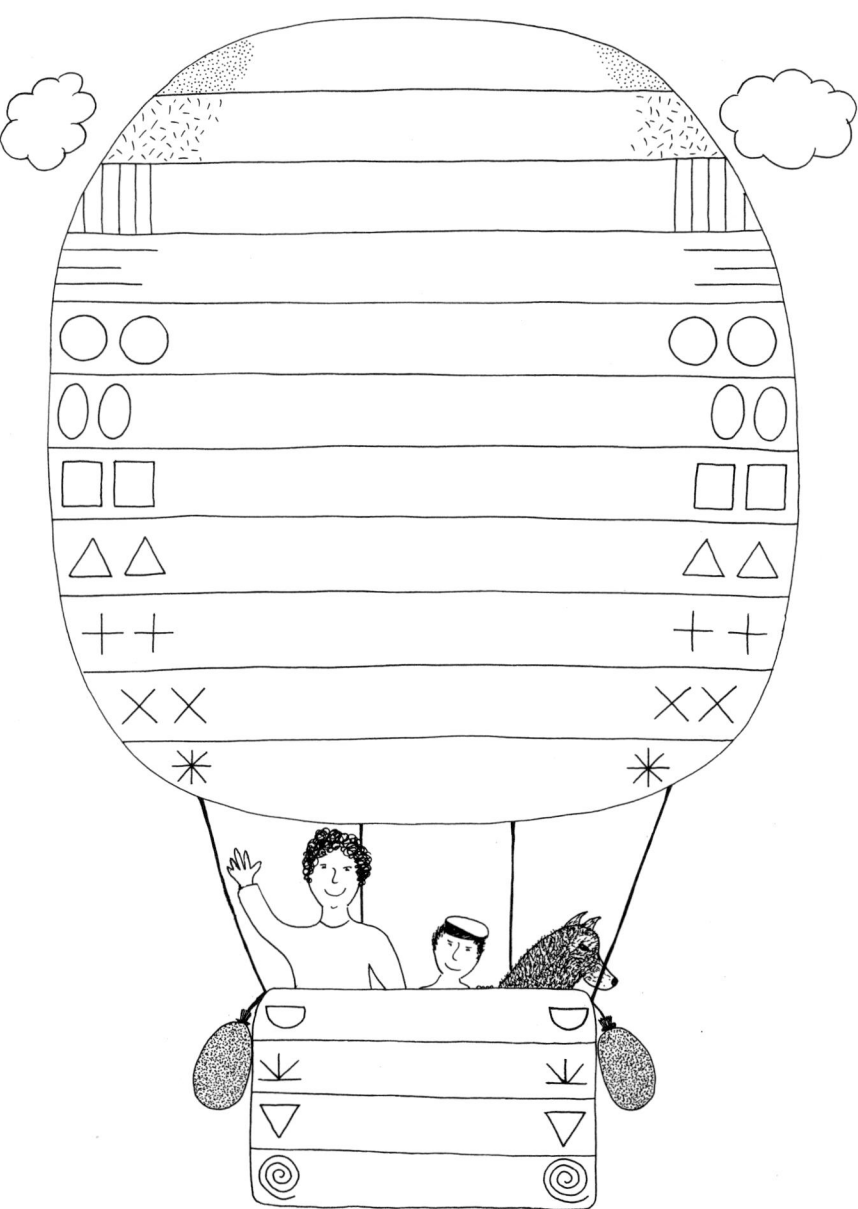

© 2008 verlag modernes lernen – Dortmund • Pauli/Kisch, Handgeschicklichkeit bei Kindern • B 1070 • Alle Rechte vorbehalten!

6.1.6 Ravensburger Erhebungsbogen fein- und grafomotorischer Kompetenzen (RAVEK)

Beobachtungsbogen Grafomotorik Ballon 1 – Grundformen

Punktieren	Bewegung locker aus dem Handgelenk	Bewegung aus dem Unterarm	Bewegung aus dem ganzen Arm	Malt Striche statt Punkte	Wechselt Striche und Punkte	
Striche in wechselnde Richtungen	Kurze Striche möglich	Kurze Striche teilweise/ nicht möglich	Wechselnde Richtungen möglich	Wechselnde Richtungen nicht möglich	Striche zunehmend länger	
Striche senkrecht	Senkrecht/ Abstände gleichmäßig	Schräg/ verzittert	Exakt zwischen den Linien	Zu lang/ zu kurz	Abstände zu weit/zu eng/ wechselnd	
Striche waagerecht	Waagerecht/ Abstände gleichmäßig	Schräg/ gebogen/über- kreuzen sich	Durchgezogen/ unterbrochen	Trifft Endlinie	Verzittert	
Form: Kreis	Rund und geschlossen	Unrund/ eiförmig	Nicht ge- schlossen/mit „Schwänzchen"	Malrichtung rechts/links he- rum/wechselnd	Nein	
Form: Oval	Oval und geschlossen	Kreisförmig/ eckig/wech- selnde Formen	Nicht ge- schlossen/mit „Schwänzchen"	Malrichtung rechts/links he- rum/wechselnd	Nein	
Form: Viereck	Durchgehend gemalt/Ecken rechtwinklig	Aus Einzellinien gemalt/Ecken rechtwinklig	Linien gebo- gen/Ecken gerundet	Wechselnde Formen	Nein	
Form: Dreieck	Durchgehend gemalt/ Ecken spitz	Durchgehend gemalt/Ecken gerundet	Aus Einzel- linien gemalt / Zielpunkte gesetzt	Eine Seite schräg – eine Seite gerade/ Ecken gerundet	Nein	
Gerades Kreuz	Strichlänge ausgewogen/ Raumlage exakt	Kreuzung durchgehend gemalt	Kreuzungslinie angesetzt	Strichlänge ungleich	Nein	
Schräges Kreuz	Strichlänge ausgewogen/ Raumlage exakt	Kreuzung durchgehend	Kreuzungslinie angesetzt	Wechsel zum geraden Kreuz	Nein	
Kombination gerades Kreuz/ schräges Kreuz	Form- wiedergabe möglich	Kreuzungs- punkt exakt getroffen	Kreuzungs- punkt ungenau getroffen	Keine Kreuzung – Striche ab Mitte	Nein	
Kombination gerade und gebogene Linie	Form- wiedergabe möglich	Ansatzweise	Richtungs- unsicherheit	Malt Kreise/ andere Formen	Nein	
Kombination gerade und schräge Striche	Form- wiedergabe möglich	Ansatzweise	Richtungs- unsicherheit	Keine Schrägen	Nein	
Auf der Spitze stehendes Dreieck	Form- wiedergabe möglich	Ansatzweise	Richtungs- unsicherheit	Malt andere Formen	Nein	
Spirale	Formwieder- gabe exakt/ gleichmäßiger Linienabstand	Formwieder- gabe möglich/ Linien berühren/ überkreuzen sich	Von außen nach innen/ wechselnd	Von innen nach außen/ wechselnd	Nein	
Ausmalen	In der Begren- zung bleibend	Weitgehend deckend	Viele weiße Stellen	Überschießend	Kleine Formen nicht möglich	

6.1.7 RAVEK Ballon 2 – Formen groß / klein und unterbrochene Grundmuster

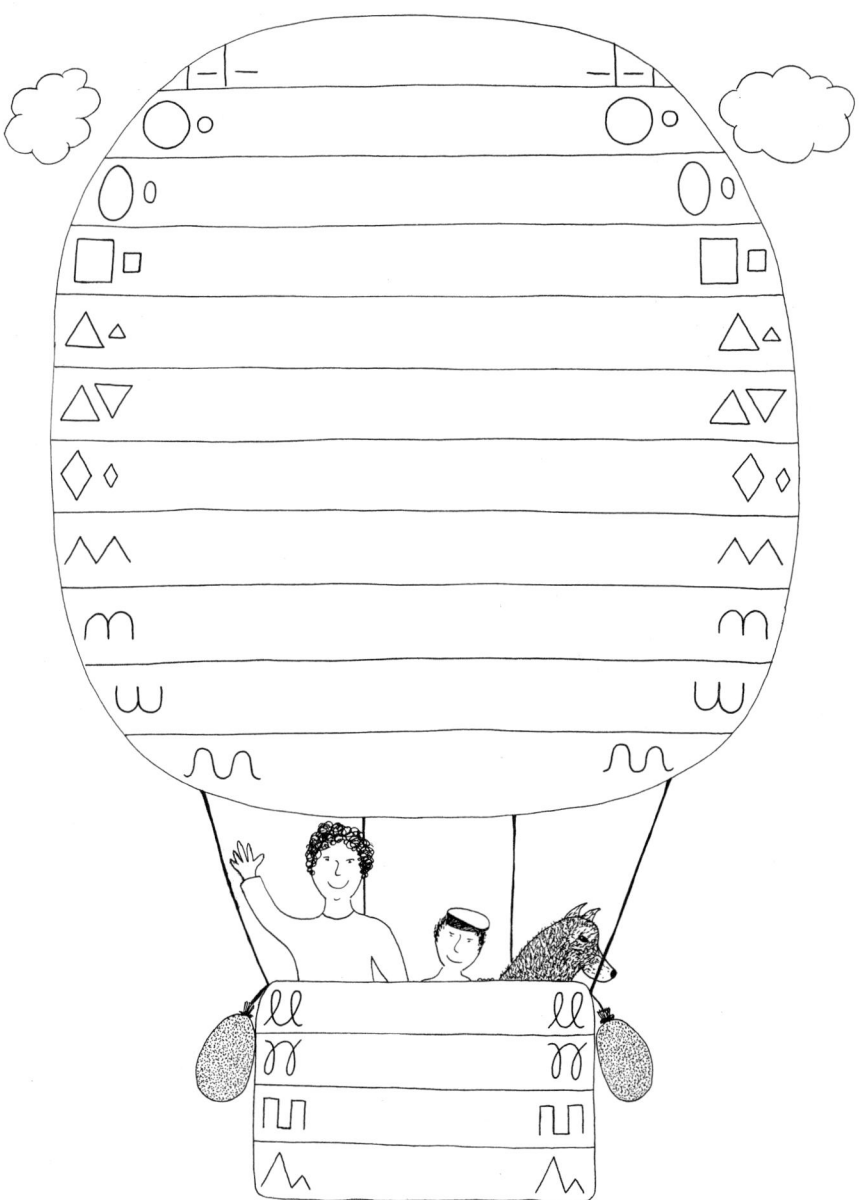

6.1.8 Ravensburger Erhebungsbogen fein- und grafomotorischer Kompetenzen (RAVEK)

Beobachtungsbogen Grafomotorik Ballon 2

Formen groß / klein und unterbrochene Grundmuster

	flüssig	Ansatzweise/unsicher kann Form/Muster nicht durchgängig wiedergeben	nein	
|–|–|				
◯ ○				
◖ ○				
▢ ▫				
△ ▵				
△ ▽				
◇ ◊				
∧∧				
⌒				
⊍				
⌁				
ℓℓ				
⁀⁀				
⊓⊓				
⋀				

6.1.9 RAVEK Ballon 3 – Fortlaufende Grundmuster

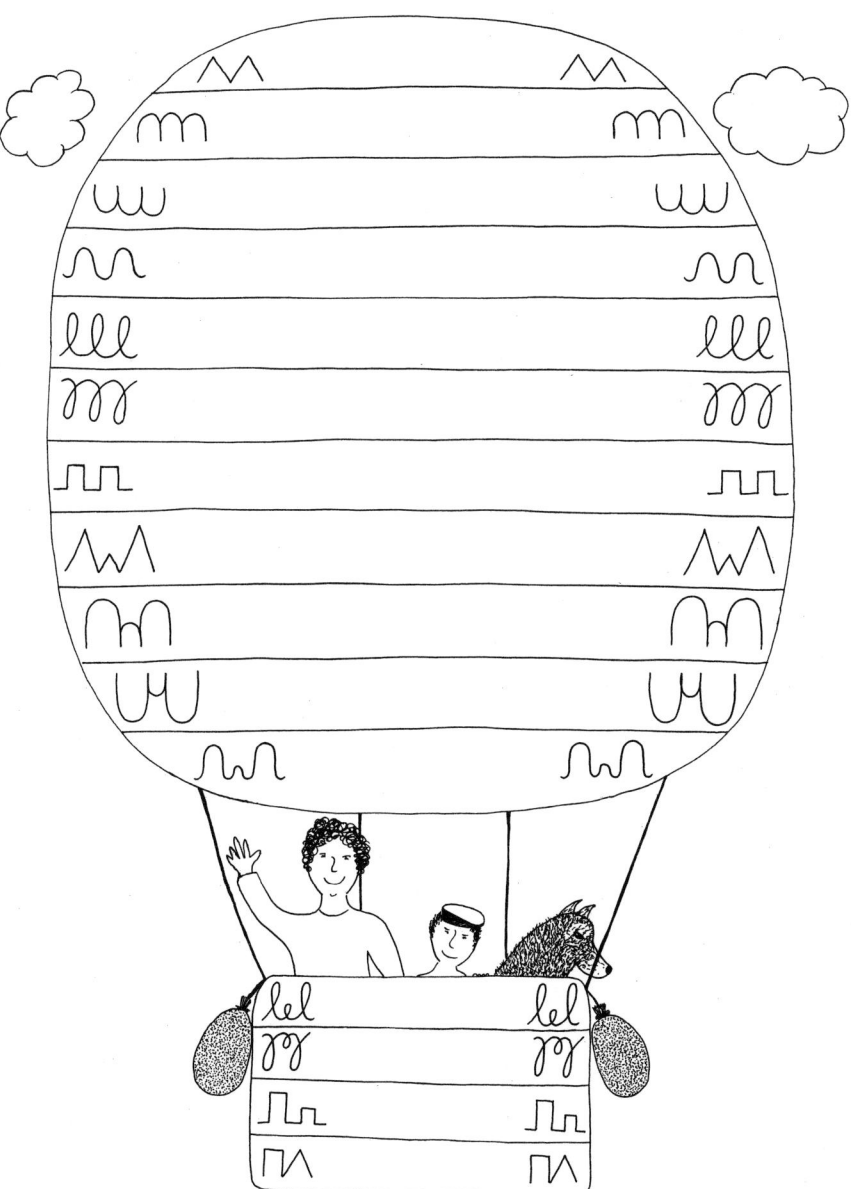

6.1.10 Ravensburger Erhebungsbogen fein- und grafomotorischer Kompetenzen (RAVEK)

Beobachtungsbogen Grafomotorik Ballon 3 – Fortlaufende Grundmuster

	flüssig	Ansatzweise/unsicher kann Form/Muster nicht durchgängig wiedergeben	nein	
⋀⋀				
⋔⋔				
⊔⊔⊔				
⋀⋀⋀				
lll				
ℓℓℓ				
⊓⊔⊓				
⋀⋀⋀				
⋒⋒				
⊔⋃				
⋀⋀⋀				
ℓℓℓ				
ℓℓ				
⊓⊔				
⊓⋀				

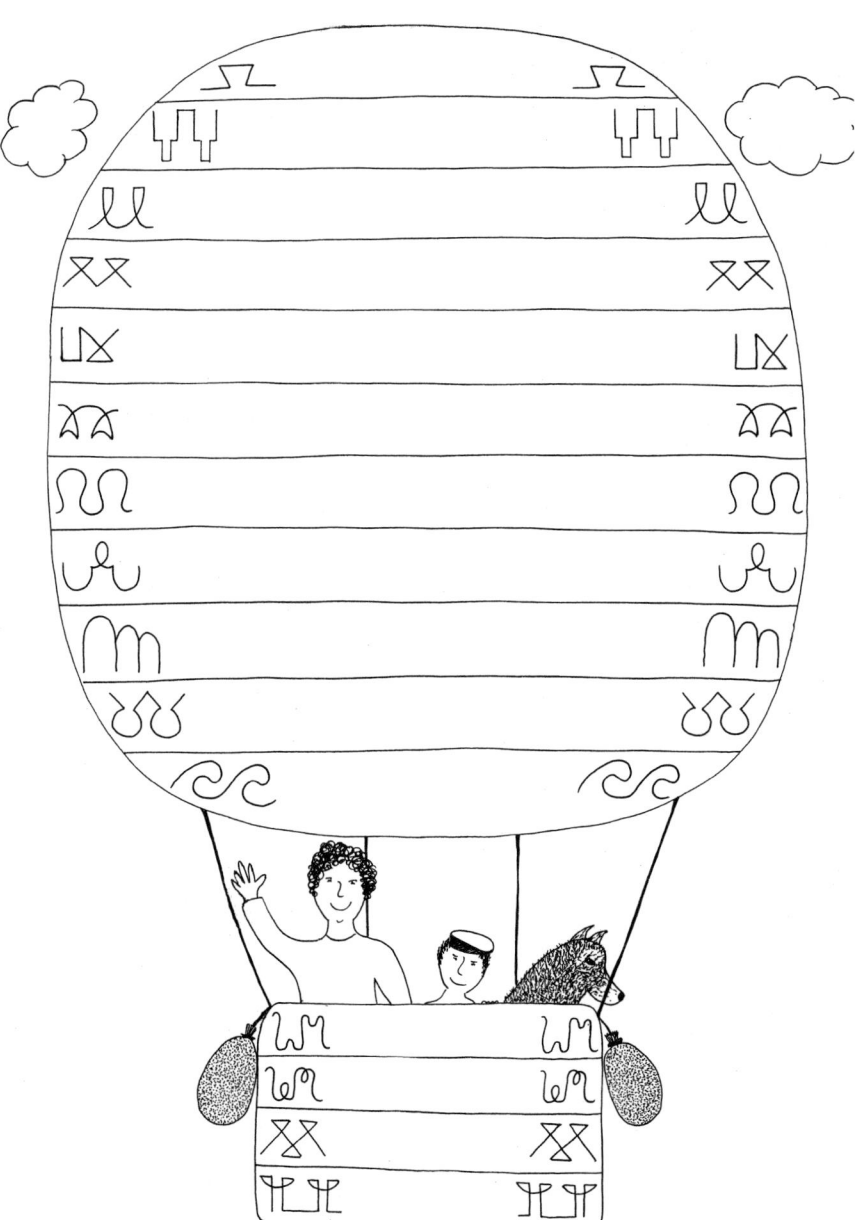

6.1.12 Ravensburger Erhebungsbogen fein- und grafomotorischer Kompetenzen (RAVEK)

Beobachtungsbogen Grafomotorik Ballon 4
Fortlaufende komplexe Muster

	flüssig	Ansatzweise/unsicher kann Form/Muster nicht durchgängig wiedergeben	nein	
⊥Z				
ﻉﻉ				
ɰ				
✕✕				
⊔✕				
⌂⌂				
℧℧				
℧℧				
⋀⋀				
℧℧				
∿∿				
ⱳ				
ⱳ				
✕✕				
⊥⊥				

6.2 Vorbereitung und Durchführung des RAVEK

Um den **RAVEK** anzuwenden, müssen einzelne Teile herauskopiert und gebrauchsfertig zusammengestellt werden.

– Zur Erhebung der feinmotorischen Kompetenz werden das Deckblatt sowie der Erhebungsbogen: Feinmotorik **(A)** und das Beobachtungsmaterial benötigt.
– Zur Erhebung der Malentwicklung wird das Deckblatt, der Erhebungsbogen Malen **(B)**, ein weißes DIN A3-Blatt, Farbstifte und Klebeband zum Fixieren des Blattes benötigt.
– Zur Erhebung der grafomotorischen Kompetenz werden das Deckblatt, die jeweilige Ballonvorlage 1-4, in der Regel als DIN A4-Kopie, der Erhebungsbogen Grafomotorik **(C)** Ballon 1 / 2 / 3 / 4, der dazugehörige Beobachtungsbogen Grafomotorik für den jeweiligen Ballon, Farbstifte und Klebeband zum Fixieren des Blattes benötigt.

Alle Beobachtungen des Kindes sollten während der Bearbeitung direkt in den Erhebungs- sowie den Beobachtungsbogen fein- und grafomotorischer Kompetenzen (**RAVEK**) eingetragen werden. Beobachtungsdetails lassen sich im Nachhinein oft schwer rekonstruieren. Alternativ kann das Kind bei der Durchführung des **RAVEK** mit einer Videokamera aufgenommen werden. Zutreffende Formulierungen sollten markiert werden. In den Erhebungs- und Beobachtungsbögen wurde am Ende jeder Zeile ein Feld für Kommentare frei gelassen.

Die Erhebung sollte zu Therapiebeginn und während der laufenden Therapie zum Vergleich nach ca. 3-6 Monaten wiederholt werden.

6.3 Erläuterungen RAVEK / Erhebungsbogen Feinmotorik (A)

Um eine feinmotorische Funktion ausführen zu können, bedarf es vieler einzelner Entwicklungsschritte. Diese durchläuft das Kind während seiner Entwicklung. Im folgenden Teil werden die Funktionen erläutert und mit den entsprechenden Teilschritten in der jeweiligen Altersstufe dargestellt. Um festzustellen, ob eine Funktion vollständig vorhanden ist, wird jeweils eine Tätigkeit angeführt, die eine exakte Beobachtung ermöglicht. Die Funktionen und die Tätigkeit werden für das Alter dargestellt, in dem durchschnittlich entwickelte Kinder sie erreicht haben. Die zu beobachtenden Auffälligkeiten beziehen sich nicht nur auf dieses Alter, sondern auch auf ältere Kinder mit Entwicklungsverzögerungen. Wenn ein Kind in seiner Entwicklung erheblich von der durchschnittlichen Entwicklung abweicht, gilt es, seine Defizite exakt herauszufinden.

Dies ist mit Hilfe des **RAVEK** und der beschriebenen Normalentwicklung möglich. Wenn ein Kind bestimmte feinmotorische Funktionen nicht durchführen kann, ist es wichtig zu beobachten, welche Teilschritte nicht erfolgt sind. Darüber ist es möglich, den genauen Entwicklungsstand des Kindes zu ermitteln und den richtigen Therapieansatz herauszufinden.

Wenn ein Kind im Alter von 5 Jahren z. B. einen Stift nicht im Dreipunktgriff hält, muss beobachtet werden, ob es folgende Funktionen durchführen kann:

– Daumenopposition
– Pinzettengriff
– Zangengriff
– Übergang Pinzetten-Zangengriff

Zusätzlich muss das Kind auf Störungen der Tonusregulation mit mangelnder Handkraft und der taktil-kinästhetischen Wahrnehmung untersucht werden. Die Förderung setzt dann mit feinmotorischen Übungen zu den noch nicht möglichen Funktionen ein. Nur mit einem gründliche Erarbeiten der Voraussetzungen zum Dreipunktgriff kann das Arbeiten an dieser Stifthaltung erfolgreich sein.

In diesem Buch werden die Begriffe Pinzettengriff und Zangengriff wie in den Bildern dargestellt angewendet:

Pinzettengriff   **Zangengriff**

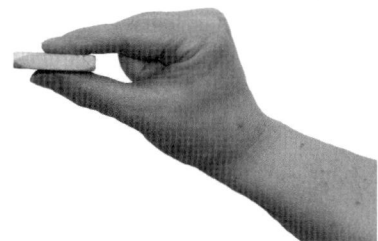   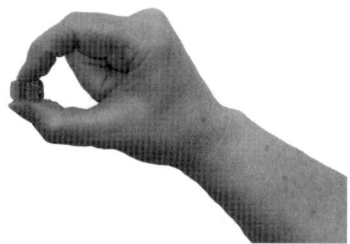

Die feinmotorischen Funktionen werden mit den entsprechenden Voraussetzungen beschrieben und es wird dargestellt, in welchem Alter die einzelne Funktion vollständig möglich sein sollte. Damit die Funktion beim Kind überprüft werden kann, ist jeweils eine Tätigkeit aufgeführt, in der sie sichtbar wird. Die Beschreibung der Auffälligkeiten bei der Funktionsabfrage und allgemeine Auffälligkeiten sowie Auffälligkeiten in der Grafomotorik ermöglichen die Beurteilung der fein- und grafomotorischen Kompetenzen.

114

Die Erläuterung zur Erhebung feinmotorischer Funktionen sind nicht in vollständigen Sätzen geschrieben, damit eine leichtere Erfassung möglich ist.

6.3.1 Händigkeit

Voraussetzungen:

▮ 7. Monat: Übergeben von Gegenständen in der Körper-Mittellinie von einer Hand in die andere • Ertasten von Form und Beschaffenheit der Gegenstände • Zunehmende Sicherheit bei der Entwicklung der Hand-Hand-Koordination als Voraussetzung zur Entwicklung einer Halte- und Arbeitshand

▮ 1 $^1/_2$ – 2 Jahre: Beidhändige Verrichtungen wie Auffädeln von großen Perlen auf stabile Schnur oder Aufschrauben einer Dose oder Flasche • Die Bevorzugung der Hand, die hantiert und der anderen, die hält, wird zunehmend erkennbar

▮ 2 – 2 $^1/_2$ Jahre: Durch ständiges Hantieren mit beiden Händen wird die Ausprägung der Arbeits- und Haltehand immer deutlicher

Funktion vollständig: 4 $^1/_2$ – 5 Jahre

Handdominanz so weit gefestigt, dass das Kind zunehmend sicher in der Benutzung der Arbeits- und Haltehand wird • Beim „Essen-Spielen" mit Kugeln und Würsten aus Knete und einem Messer kann beobachtet werden, wie das Kind sein beidhändiges Tun organisiert und welches die aktivere Hand ist

Auffälligkeiten bei der Funktionsabfrage:

Kind wechselt beim Kneten ständig die Hände • Das Messer wird teils mit der rechten, teils mit der linken Hand ergriffen und benutzt

Allgemeine Auffälligkeiten:

Kind hat Probleme in der Wahrnehmung der Raumlage und der räumlichen Beziehungen, z. B. beim Nachbauen und Abmalen von Formen und Mustern • Unsicherheit und Erfahrungsmangel in sämtlichen feinmotorischen Verrichtungen durch ständigen Handwechsel • Unsicherheit beim Erfassen und Durchführen serialer Leistungen

Auffälligkeiten Grafomotorik:

Auffällige Stifthaltung durch feinmotorische Ungeschicklichkeit • Unsicherheit in der Raumlage-Wahrnehmung mit Verdrehen von Buchstaben oder Zahlen bis hin zum völligen Spiegeln • Langsames Schreiben durch Unsicherheit der Schreibrichtung bei Buchstaben und Zahlen • Mögliche Lese-Rechtschreibschwäche und / oder Rechenschwäche

6.3.2 Gelenksbeweglichkeit

Die Gelenksbeweglichkeit ist keine Einzelfunktion, die mit einer bestimmten Tätigkeit beobachtet werden kann. Sie beeinflusst sämtliche motorische Aktivitäten. Deshalb sind in diesem Teil des **RAVEK** keine speziellen Tätigkeiten angegeben. Vielmehr muss die Einschätzung hierzu bei grobmotorischen und feinmotorischen Verrichtungen beobachtet werden. Die Gelenksbeweglichkeit ist beim durchschnittlich entwickelten Kind entsprechend der speziellen anatomischen Funktion des jeweiligen Gelenks gegeben. Bei Kindern mit motorischen Auffälligkeiten weicht die Gelenksbeweglichkeit teilweise etwas ab. Dies kann zu Beeinträchtigungen bei motorischen, also auch fein- und grafomotorischen Verrichtungen führen. Schulter-, Ellenbogen-, Hand- und Fingergelenke müssen gut koordiniert sein, damit fein- und grafomotorische Handlungen möglich sind. Wenn in diesem feinen Zusammenspiel Störungen auftreten, wirkt sich das auf die Qualität der Bewegung aus.

Ursachen und Auswirkungen:

1. Störungen der Tonusregulierung

■ Der Muskeltonus ist zu niedrig: Das Kind wirkt kraftlos und schlaff. Unter Umständen ist es in den Gelenken überbeweglich. Es baut kompensatorisch Spannung auf, was zur Verkrampfung führt.

■ Der Muskeltonus ist zu hoch: Das Kind hat eine zu hohe Muskelspannung. Fließende und dynamische Bewegungen sind ihm nicht möglich. Die Beweglichkeit ist vom Bewegungsausmaß her eingeschränkt.

■ Der Muskeltonus ist wechselnd instabil: Das Kind kann nur kurz Körperspannung aufbauen, aber nicht ausdauernd halten. Dadurch schwankt seine motorische Leistungsfähigkeit stark.

2. Störungen der taktil-kinästhetischen Wahrnehmung

■ Taktile-kinästhetische Überempfindlichkeit: Das Kind reagiert auf Berührungs- und Bewegungsreize abwehrend. Motorischen Ungeschicklichkeit und die Gefahr von Lernstörungen sind die Folge.

■ Taktil-kinästhetische Unterempfindlichkeit: Das Kind fällt durch einen verstärkten Reizbedarf auf. Durch die Ungenauigkeit der Reizverarbeitung ist das Kind nicht in der Lage, seine Bewegungen exakt zu planen und fein zu dosieren. So kommt es zu feinmotorischer Ungeschicklichkeit.

6.3.3 Schultergelenk

Hypotone Kinder haben am ganzen Körper einen zu wenig stabilen Haltungshintergrund. Sie versuchen dies zu kompensieren, indem sie sich verkrampfen. Große, schnelle Bewegungen fallen ihnen schwer oder sind durch die geringe Spannung ungezielt. Diese Kinder haben keine Kraft, ermüden rasch und leiden teilweise unter Schulter- / Nackenschmerzen. Sie haben im grafomotorischen Bereich Probleme, den Arm nachzuziehen, können kaum flächendeckend ausmalen und nicht ausdauernd schreiben.

Hypertone Kinder sind in ihrem Bewegungsmaß eingeschränkt und verlangsamt. Deshalb fallen ihnen schnelle, rhythmische und großräumige Bewegungen schwer. Sie haben keine Ausdauer, ermüden wegen der erhöhten Anstrengung rasch und neigen teilweise zu schmerzhaften Schulter- / Nackenverspannungen. Bei grafomotorischen Arbeiten sind sie verkrampft und somit gelingt flüssiges Malen und schnelles, ausdauerndes Schreiben kaum.

6.3.4 Ellenbogengelenk

Bei **Hypotonen Kindern** gelingt die exakte Balance zwischen Beuge- und Streckmuskulatur nicht. Um Tonus aufzubauen, verkrampfen sie sich kompensatorisch. Fließende Bewegungsübergänge, die zusammen mit der Schulterbewegung die Grundlage für exaktes Arbeiten mit der Hand bilden, sind nicht ausreichend möglich. Hypotone Kinder haben in der Grafomotorik Probleme, längere Zeit zu schreiben, flächendeckend auszumalen und großräumige Bewegungen wie bei Schwungübungen auszuführen.

Hypertone Kinder sind in ihrem Bewegungsausmaß eingeschränkt und verlangsamt. Die Diadochokinese ist ebenfalls nicht ausreichend. So sind schnelle, rhythmische und großräumige Bewegungen kaum möglich. Sie haben keine Ausdauer, ermüden wegen der großen Anstrengung, die sie aufbringen müssen, schnell und neigen teilweise zu schmerzhaften Schulter- / Nackenverspannungen. In der Grafomotorik sind sie verkrampft und haften auf der Stelle. Flüssiges Malen und schnelles, ausdauerndes Schreiben gelingt kaum.

6.3.5 Handgelenk

Hypotone Kinder verkrampfen sich kompensatorisch. Dadurch heben sie teilweise ihr Handgelenk von der Unterlage ab. Beim Malen und Schreiben führen sie ihre Bewegung vorwiegend aus Schulter- und Ellenbogengelenken. Schnelle, wechselnde Bewegungen sind dadurch kaum möglich. Sie können nicht exakt und zielgenau malen und flüssiges, ausdauerndes Schreiben gelingt ihnen nicht.

Hypertone Kinder haben meist eine verstärkte Beugehaltung im Handgelenk und die Diadochokinese ist eingeschränkt. Sie haften beim Malen auf der Stelle und sind nicht in der Lage, wechselnde, dynamische Bewegungen auszuführen. Schnelles, exaktes Malen und Schreiben ist für hypertone Kinder ein großes Problem.

Hypotone Kinder und hypertone Kinder Kinder führen ihre Bewegungen durch die Beugehaltung im Handgelenk zu stark aus Schulter und Ellbogen. Dadurch sind sie nicht fließend, sondern eher kantig und können nicht fein dosiert werden. So ist Malen und Schreiben für Kinder, die ihr Handgelenk nicht adäquat bewegen, sehr anstrengend.

6.3.6 Fingergelenke

Kinder mit Koordinationstörungen, Tonusproblemen und taktil-kinästhetischen Verarbeitungsschwächen sind häufig in ihrer fein- und grafomotorischen Geschicklichkeit eingeschränkt.

Hypotone Kinder verkrampfen sich kompensatorisch. Dadurch überstrecken manche von ihnen ihre Fingerendgelenke stark. Beim Halten eines Stifts sind die Finger so stark durchgedrückt, dass die Fingernägel weiß werden. Andere hypotone Kinder wiederum beugen die Finger so stark, dass die freie Fingergelenksbeweglichkeit nicht mehr möglich ist. Der Übergang zwischen Pinzettengriff und Zangengriff gelingt diesen Kindern nicht. Ihre Stifthaltung ist oft auffällig und dadurch das Malen und Schreiben sehr erschwert.

Hypertone Kinder können durch eine verstärkte Beugehaltung der Finger, des Handgelenks und ihre mangelnde Diadochokinese kaum flüssige Mal- und Schreibbewegungen durchführen. Der Wechsel zwischen Beugung und Streckung gelingt nicht in ausreichendem Maße. Isolierte Fingerbewegungen, die für die Fein- und Grafomotorik besonders wichtig sind, gelingen kaum. Beim Malen haften sie auf der Stelle, wechselnde, dynamische Bewegungen beim Malen fortlaufender Muster und beim Schreiben sind ihnen nicht möglich. Viele dieser Kinder haben auffällige

Stifthaltungen. So ist schnelles, exaktes Malen und Schreiben für hypertone Kinder ein großes Problem.

6.3.7 Opposition Daumen – Finger / Ergreifen von Zwiebackstückchen

Voraussetzungen:

▌3. Monat: Hände überwiegend geöffnet • Daumen oder einzelne Finger werden in den Mund gesteckt

▌4. Monat: Ergreifen von Gegenständen nach dem Erblicken

Funktion vollständig: 6. Monat
Baby hebt ein kleines Stück Zwieback im Pinzettengriff mit opponiertem Daumen auf

Auffälligkeiten bei der Funktionsabfrage:
Daumen wird nur ansatzweise opponiert, er bleibt seitlich vom Zeigefinger • Zwieback aufheben gelingt nicht

Allgemeine Auffälligkeiten:
Daumen kann zum Zeigefinger opponiert werden, aber nicht zu Mittel-, Ring- und kleinem Finger • Korrekte Opposition nur mit visueller Kontrolle möglich • Ungeschicklichkeit bei allen Tätigkeiten im Pinzetten- und im Zangengriff • Sehr kleine Gegenstände können nicht erfasst werden

Auffälligkeiten Grafomotorik:
Dreipunktgriff nicht möglich • Daumen wird ansatzweise opponiert, bleibt aber zu stark gestreckt, während sich die Langfinger beugen – dadurch bei einigen Kindern Stifthaltung mit überschlagenem Daumen

6.3.8 Pinzettengriff / Ergreifen von Brotstücken

Voraussetzung:

▌6. Monat: Beginnende Daumenopposition • Ergreifen kleinerer Gegenstände wird möglich

Funktion vollständig: 9. Monat
Baby ergreift sehr kleine Brotstücke und Rosinen im Pinzettengriff

Auffälligkeiten bei der Funktionsabfrage:
Baby setzt mit opponiertem Daumen zum Ergreifen an, beim Ergreifen gerät es in Faustschluss – Brotstück kann nicht erfasst werden

Allgemeine Auffälligkeiten:

Durch mangelnde Daumenopposition kommen die Spitzen von Daumen und Zeige- sowie Mittelfinger nicht zusammen • Gegenstände werden im Schlüsselgriff erfasst • Sehr kleine Gegenstände können nicht ergriffen werden • Feinmotorische Probleme beim Spielen, Basteln und Gestalten

Auffälligkeiten Grafomotorik:

Dreipunktgriff nicht möglich – auffällige Stifthaltung • Übergang von Pinzetten zu Zangengriff nicht möglich – keine kleinräumigen Mal- und Schreibbewegungen aus den Fingern heraus • Teilweise stark gebeugte Fingerspitzen – keine fließenden Mal- und Schreibbewegungen

6.3.9 Zangengriff / Ergreifen von Rosinen

Voraussetzung:

▌6. Monat: Beginnende Daumenopposition

▌9. Monat: Pinzettengriff vollständig vorhanden

Funktion vollständig: 11. Monat

Das Kind ergreift Rosinen im Zangengriff

Auffälligkeiten bei der Funktionsabfrage:

Daumenopposition nicht vollständig

Allgemeine Auffälligkeiten:

Übergang Pinzettengriff zum Zangengriff nicht möglich – Kind greift mit gestreckten Fingerspitzen • Ergreifen sehr kleiner Gegenstände gelingt kaum • Sammeln von kleinen Gegenständen in eine Hand nicht möglich

Auffälligkeiten Grafomotorik:

Auffällige Stifthaltung: Übergang Pinzettengriff zum Zangengriff nicht möglich • Keine ausreichende Fingerbeweglichkeit, dadurch Malen und Schreiben aus dem Handgelenk oder dem ganzen Arm • Schnelle Überlastung beim Malen und Schreiben

6.3.10 Übergang Pinzettengriff zum Zangengriff / Stiftlauf

Voraussetzung:

▌6. Monat: Beginnende Daumenopposition

▌9. Monat: Pinzettengriff feiner und gezielter

■ 11. Monat: Kind beginnt nun, mit gebeugtem Zeigefinger und Daumen, im Zangengriff sehr kleine Dinge wie Krümel, Fäden und Fusseln zu ergreifen

■ 3 – 3 ½ Jahre: Beginnender Dreipunktgriff

Funktion vollständig: 5 ½ – 6 Jahre
Kind hält dicken Buntstift senkrecht zwischen Daumen, Zeige- und Mittelfinger. Es soll mit den Fingerspitzen ohne Hilfe der anderen Hand von unten nach oben am Stift hinaufklettern und wieder hinunter

Auffälligkeiten bei der Funktionsabfrage:
Kind kann Nachrückbewegung nicht ausführen – Stift entfällt ihm • Kind umfasst Stift mit gesamten Fingern und führt Bewegung nicht mit Fingerspitzen durch

Allgemeine Auffälligkeiten:
Mangelnde Geschicklichkeit bei Fingerspielen • Fingerspitzen überwiegend gebeugt oder gestreckt • Feinmotorische Probleme bei allen Verrichtungen wie Kleben, Schneiden oder Papier reißen • Ergreifen sehr kleiner Gegenstände wie Fusseln, Krümel oder Linsen kaum möglich • Sammeln kleiner Gegenstände in eine Hand gelingt nicht

Auffälligkeiten Grafomotorik:
Auffällige Stifthaltung: Finger zu stark gebeugt oder zu stark gestreckt • Schnelle, wechselnde kleine Bewegungen aus Fingern bei fortlaufenden Mustern / Schreibschrift kaum möglich – Bewegung wird aus Handgelenk oder ganzem Arm geführt

6.3.11 Isolierte Fingerbewegung / Schnipsen

Voraussetzungen:

■ 3. Monat: Baby beginnt, einzelne Finger zu bewegen und mit ihnen zu spielen

■ 10. Monat: Baby bewegt Hände und Finger sowohl einzeln als auch zusammen • Zeigt mit Zeigefinger auf bekannte abgebildete Gegenstände, kratzt, bohrt oder drückt auf Schalterknöpfe

■ 12 – 15 Monate: Kind zeigt mit gestrecktem Zeigefinger auf Personen und bekannte Gegenstände

■ 15 – 18 Monate: Es führt mit Zeigefinger sehr differenzierte Bewegungen beim Bohren oder Kratzen aus

Funktion vollständig: 4 Jahre
Kind schnipst mit jedem Finger vor ihm liegende Glasnuggets weg. Dabei soll das Handgelenk auf dem Tisch aufliegen

Auffälligkeiten bei der Funktionsabfrage:
Handgelenk wird beim Schnipsen abgehoben – Bewegung erfolgt aus Handgelenk oder aus ganzem Arm • Bewegung eines einzelnen Fingers ist nicht möglich – alle anderen Finger bewegen sich mit

Allgemeine Auffälligkeiten:
Kind hat Probleme bei Fingerspielen: kann kaum isolierte Fingerbewegungen durchführen – die anderen Finger bewegen sich unkontrolliert mit • Kind hat Schwierigkeiten bei allen komplexeren feinmotorischen Verrichtungen, z. B. beim Kneten, Werken und Handarbeiten

Auffälligkeiten Grafomotorik:
Auffällige Stifthaltung: vordere und hintere Finger können nicht unabhängig voneinander bewegt werden • Teilweise ein oder mehrere Stützfinger auf dem Stift • Starke Verkrampfung beim Malen und Schreiben durch unökonomische Bewegungen

6.3.12 Diadochokinese

Voraussetzungen:
▊ 6. Monat: Daumenopposition • Pinzettengriff
▊ 6. Monat: Beidhändiges Spielen mit erstem Drehen und Wenden der Gegenstände

Funktion vollständig: 8. Monat
Kind ergreift ein Spielzeug, das mehrere Seiten hat (z. B. Stoffball mit Glöckchen) – diesen dreht es beidhändig zwischen den Händen

Auffälligkeiten bei der Funktionsabfrage:
Trotz beidhändigen Ergreifens des Balls erfolgt keine Supinationsbewegung – Ball wird in Pronation gehalten und zum Mund geführt

Allgemeine Auffälligkeiten:
Spiel „Fähnchen im Wind" kann nicht ausgeführt werden • Schraub- und Drehbewegungen beim Öffnen von Flaschen oder beim Aufziehen von Spielzeugen gelingen kaum

Auffälligkeiten Grafomotorik:

Kind kann keine fließenden Bewegungen bei Schwungübungen ausführen • Hand und Finger bleiben steif – Bewegung wird aus Ellenbogen und Schulter geführt • Schnelle, wechselnde Bewegungen beim Ausmalen in alle Richtungen gelingen nicht • Kind dreht Malblatt, um nicht die Malrichtung wechseln zu müssen • Fortlaufende Muster und Schreibschrift bereiten dem Kind große Schwierigkeiten

6.3.13 Sammeln in die gleiche Hand / Kleine Gegenstände

Voraussetzungen:

■ 6. Monat: Beginnende Daumenopposition

■ 9. Monat: Pinzettengriff wird feiner und gezielter

■ 9. Monat: Ergreifen von zwei kleinen Gegenstände nacheinander mit einer Hand

Funktion vollständig: 4 $1/2$ – 5 Jahre

Kind sammelt mehrere Bügelperlen einzeln mit nur einer Hand auf – andere Hand bleibt unbeteiligt

Auffälligkeiten bei der Funktionsabfrage:

Zeigefinger und Mittelfinger können nicht isoliert von Ringfinger und kleinem Finger eingesetzt werden – deshalb öffnen sich Finger beim Ergreifen einer weiteren Perle und die erste entfällt

Allgemeine Auffälligkeiten:

Übergang von Pinzettengriff zum Zangengriff ist nicht vorhanden • Diadochokinese nicht vollständig – durch fehlende Supination entfallen Perlen • Ungeschicklichkeit bei allen feinmotorischen Verrichtungen wie Basteln, Gestalten mit Papier oder Ton • Erfahrungsmangel durch Vermeidung diffiziler feinmotorischer Tätigkeiten

Auffälligkeiten Grafomotorik:

Auffällige Stifthaltung: alle Finger zu stark gestreckt oder gebeugt • Finger 3 und 4 können nicht stabil gehalten werden, während Finger 1-3 mobil sind • Manche Kinder können Dreipunktgriff einnehmen, strecken aber Ring- und Kleinfinger aus – dadurch ist Hand beim Malen und Schreiben nicht aufgestützt • Durch unökonomische Stifthaltung schnelle Ermüdung beim Malen und Schreiben • Probleme der Erfassung von Formen, Mustern, Buchstaben und Zahlen durch Erfahrungsmangel

6.3.14 Drehbewegung durch Finger 1-3 / Mittelgroße Murmel

Voraussetzungen:

▌6. Monat: Daumenopposition und Pinzettengriff möglich

▌8. Monat: Drehen und wenden von Gegenständen beim beidhändigen Spiel

▌10. Monat: Drehbewegung mit erhobener Hand bei Spiel „Fähnchen im Wind"

▌11. Monat: Zangengriff vollständig vorhanden

▌3 Jahre: Öffnen großer Knöpfe • Beginnender Dreipunktgriff

Funktion vollständig: 5 – 5 1/2 Jahre
Kind nimmt mittelgroße Murmel zwischen Daumen, Mittel- und Zeigefingerspitze • Handflächen zeigen nach oben, dabei dreht es die Murmel in den Fingern • Es soll versuchen, die Murmel in beide Richtungen und auch mit der anderen Hand zu drehen

Auffälligkeiten bei der Funktionsabfrage:
Kein Dreipunktgriff vorhanden – Kind greift die Murmel mit mehr oder weniger Fingern • Bewegung nicht möglich – Murmel entfällt

Allgemeine Auffälligkeiten:
Übergang Pinzettengriff – Zangengriff nicht vorhanden, dadurch kann Murmel zwar erfasst, aber nicht gedreht werden • Durch mangelnde Supination entfällt Murmel beim Drehen • Drehbewegungen mit den Fingerspitzen beim Zwirbeln von Seidenpapier nicht möglich • Keine Streubewegungen mit den Fingerspitzen beim Ausstreuen von buntem Sand möglich

Auffälligkeiten Grafomotorik:
Dreipunktgriff kann evtl. eingenommen werden, bleibt aber starr und unbeweglich • Bewegungen mit dem Stift werden vom Handgelenk gesteuert und weniger aus den Fingern • Wechselnde, fließende Mal- und Schreibbewegungen in sämtliche Richtungen gelingen kaum • Fortlaufende Muster und flüssiges, schnelles Schreiben nicht möglich

6.3.15 Gegenläufige Handbewegung mit einer Hand / Öffnen einer Flasche

Voraussetzungen:

▌6. Monat: Daumenopposition und Pinzettengriff möglich

■ 11. Monat: Kind beginnt, mit gebeugtem Zeigefinger und Daumen, im Zangengriff sehr kleine Krümel, Fäden und Fusseln zu ergreifen

■ 8. Monat: Drehen und Wenden von Gegenständen beim beidhändigen Spiel

■ 10.Monat: Kind kann durch Diadochokinese Drehbewegungen ausführen

■ 10. Monat: Drehbewegung mit erhobener Hand (wie bei Spiel „Fähnchen im Wind")

■ 2 Jahre: Bevorzugung einer Hand immer deutlicher erkennbar – Halte- und Arbeitshand prägt sich aus

Funktion vollständig: 2 Jahre
Kind soll einen leicht zu öffnenden Flaschendeckel aufdrehen und dabei mit gegenläufiger Bewegung nachgreifen

Auffälligkeiten bei der Funktionsabfrage:
Kind greift nicht um und dreht dadurch den Verschluss hin und her • Es kann sich die Drehrichtung nicht merken und bekommt deshalb die Flasche nicht auf • Haltende Hand arbeitet der Arbeitshand nicht sinnvoll zu, dadurch kippt die Flasche • Kind bewegt ganzen Arm, weil es seine Finger nicht isoliert und koordiniert bewegen kann

Allgemeine Auffälligkeiten:
Probleme beim Auf- und Zuschrauben von Flaschen, Wasserhähnen und Aufziehspielzeug • Ungeschicklichkeit beim Sammeln von kleinen Gegenständen in eine Hand • Schwierigkeiten beim Herstellen von Kügelchen aus Krepppapier, Ton oder Knete

Auffälligkeiten Grafomotorik:
Durch mangelnde Bewegung in Handgelenk und Unterarm kann Kind beim Ausmalen keine flüssigen Bewegungen in alle Richtungen durchführen • Fortlaufende Muster in alle Richtungen und flüssiges, schnelles Schreiben kaum möglich

6.3.16 Gegenläufige Handbewegung beider Hände / Schnipsel reißen

Voraussetzungen:
■ 6. Monat: Daumenopposition und Pinzettengriff
■ 8. Monat: Hand-Hand-Koordination

■ 10. Monat: Drehbewegung durch Diadochokinese

■ 2 Jahre: Halte- und Arbeitshand prägt sich durch das tägliche Hantieren immer deutlicher aus

■ 3 – 3 ½ Jahre: Öffnen von Knöpfen • Beginnender Dreipunktgriff

Funktion vollständig: 4 Jahre
Kind bekommt Streifen aus farbigem Papier und soll diesen mit gegenläufigen Bewegungen in Schnipsel reißen

Auffälligkeiten bei der Funktionsabfrage:
Kind versucht, Papier lediglich durch Auseinanderziehen zu zerreißen – es bewegt dabei die Finger nicht, sondern führt Bewegung mit ganzem Arm aus • Übergang Pinzettengriff zum Zangengriff nicht vorhanden, so dass Kante des Papiers nicht exakt mit Fingerspitzen ergriffen werden kann • Kind zerdrückt das Papier und versucht, es durch Drehen und Auseinanderziehen zu zerreißen • Halte- und Arbeitshand sind nicht ausgeprägt, Kind spürt nicht, welche Hand in welche Richtung reißen muss

Allgemeine Auffälligkeiten:
Allgemeine feinmotorische Ungeschicklichkeit durch mangelnde Koordination und Dissoziation der Hände • Probleme beim Spitzen und Schrauben, wenn eine Hand halten, die andere agieren muss

Auffälligkeiten Grafomotorik:
Durch mangelnde Ausprägung von Arbeits- und Haltehand hält Kind Arbeitsblatt nicht fest • Fortlaufende Muster und Schreibschrift nicht dynamisch und exakt möglich • Kind führt Bewegung mehr aus Handgelenk oder ganzem Arm – feines, exaktes Malen und Schreiben in Zeilen oder Kästchen gelingt kaum

6.4 Vorschlag zum Arbeitsauftrag RAVEK / Malen

Zur Einschätzung der Malkompetenz eines Kindes sollte es mit einer kleinen Geschichte aufgefordert werden, sich, unter Umständen einen Freund, die ganze Familie und sein Wohnhaus zu malen. Dazu soll es einen Garten, Spielplatz und Dinge malen, die ihm auf dem Bild noch wichtig sind, wie z.B. sein Haustier.
Bewährt hat sich die Erklärung, dass es dem/der Therapeuten/in durch das Bild leichter fällt, sich an das Kind zu erinnern.

Vorschlag zum Arbeitsauftrag RAVEK / Ballone

Auf dem Blatt siehst du einen (Heißluft-)Ballon. In ihn wird heiße Luft hinein geblasen. Dadurch steigt er in die Höhe. Im Korb können Menschen und hier auf dem Bild auch ein Hund mitfahren. Damit der Ballon richtig schön aussieht, sollst du in jeder Reihe mit einer anderen Farbe die / das vorgegebene Form / Muster hineinmalen. Versuche von oben nach unten zu arbeiten und wenn dir ein(e) Form / Muster schwierig erscheint, spure sie / es erst ein paar Mal nach, bevor du sie / es wiederholst, bzw. ab Ballon 3: bevor du die Reihe mit dem Muster füllst. Bevor du den Korb mit Formen / Mustern ausfüllst, male die Sandsäcke, Wolken, Personen und den Hund an.

6.5 Durchführung RAVEK / Grafomotorische Erhebungsbögen Ballon 1 / 2 / 3 / 4

Die Ergänzung der Formen und Muster auf den verschiedenen Ballonvorlagen ermöglicht eine systematische Erfassung grafomotorischer Kompetenzen bei Kindern von 5 bis 10 Jahren.

Ballon 1 mit einfachen Formen sollten 5-jährige Kinder ausfüllen können. Über die Formen haben sie die Möglichkeit, verschiedene Gegenstände auf ihren gemalten Bildern darzustellen.

Ballon 2 mit Formen verschiedener Größe sowie einfachen unterbrochenen Grundmustern sollten Kinder bis zum Schuleintritt ergänzen können. Damit haben sie die Grundlage, groß und klein geschriebene Druckbuchstaben zu erlernen.

Ballon 3 mit fortlaufenden Grundmustern sollten Kinder bis spätestens zum Ende der ersten Klasse malen können. Damit haben sie eine Grundlage, um die verbundene Schrift zu erlernen.

Ballon 4 mit fortlaufenden komplexen Mustern sollten Kinder am Ende des zweiten Schuljahres ausführen können. Formen und Muster werden im Verlauf der Grundschulzeit zunehmend formgetreuer, flüssiger, in der richtigen Größe und mit gleichmäßigen Abständen wiedergegeben. Somit haben die Kinder die grafomotorische Grundlage, eine lesbare Schrift, die von der Bewegung und der Formvorstellung her automatisiert ist, auch in hohem Tempo zu schreiben.

In der Konzeption der Erhebungsbögen mit den Ballonen wurde berücksichtigt, dass es für Kinder einfacher ist, Formen und Muster waagerecht wiederzugeben als in verschiedenen Richtungen.

Die Ballone wurden bewusst mit der Hand gezeichnet. Dies ist für Kinder ansprechender und soll ihnen zeigen, dass das Malen mit der Hand Schwankungen unterliegt und keine Perfektion erwartet wird.

Linkshänder können am Ende der Zeile die geforderte Form oder das zu malende Muster sehen.

Die Wiedergabe größerer Formen und Muster ist grundsätzlich einfacher als die von kleinen. Deshalb kann für jüngere und grafomotorisch ungeübte Kinder die Schwierigkeitsstufe durch die Vorgabe einer DIN A3 Vorlage verringert werden. Die Reihenfolge der Formen und Muster im Ballon 1, 2 und 3 wurde in Anlehnung an die Übungsprogramme von S. Pauli & A. Kisch „Geschickte Hände zeichnen 1 und 2", verlag modernes lernen, erstellt. Sie orientieren sich an der durchschnittlichen Malentwicklung eines Kindes.

Die Kinder sollten die Muster von Ballon 3 und 4 als fortlaufende Musterreihe von links nach rechts malen, indem sie sie je zwei- bis dreimal ausführen, ganz kurz innehalten und mit der Hand weiter ziehen bzw. nachrutschen. Somit können sich die Muskeln kurz entspannen und linkshändige Kinder haben es einfacher, mit der Hand nachzurutschen.

Die Erhebung sollte zu Therapiebeginn von oben nach unten und zum Vergleich während der laufenden Therapie nach ca. 3-6 Monaten wiederholt durchgeführt werden. Dabei kann dem Kind auch das nächste, schwierigere Blatt vorgelegt werden, um den grafomotorischen Fortschritt festzustellen und Therapieziele neu zu formulieren.

Das Kind sollte das Arbeitsblatt ohne Korrektur seines Sitzens, der Stifthaltung, Handwahl und Blattlage bearbeiten. Somit kann erfasst werden, wie das Kind spontan diese Aufgabe löst.

Für jede neue Form bzw. Musterreihe sollte das Kind eine andere Farbe wählen, um so die spontane Stifthaltung wiederholt beobachten zu können. Die Stifte sollten in der Mitte oberhalb des Arbeitsblattes liegen oder in einem Behälter stehen, dick und gut gespitzt sein. Bei liegenden Stiften sollten einige nach rechts, andere nach links angeordnet sein, um die spontane Greif- bzw. Malhand nicht zu beeinflussen.

Die Ballone und Körbe enthalten von oben nach unten zunehmend schwierigere Formen und Muster. Gelingen die einfacheren im Ballon, sollten die schwierigeren im Korb oder auch das nächste Blatt vom Kind probiert werden.

Die geforderten Formen und Muster können zunächst nachgespurt und dann in der Reihe weitergeführt werden.

Wenn einem Kind eine Form oder ein Muster nicht gelingt, sollte es diese wiederholt nachspuren und dann noch einmal probieren. Die Reihenfolge der Bearbeitung muss vom Kind nicht zwingend eingehalten werden.

Zum Erfassen der Qualität des Ausmalens können die Sandsäcke, Wolken, Personen und der Hund ausgemalt werden (siehe Kapitel: Ausmalen).

Die Bearbeitung eines Blattes sollte nach Möglichkeit innerhalb von ein bis zwei Therapiestunden abgeschlossen werden.

6.6 Erläuterungen RAVEK Erhebungsbogen Malen (B) / Erhebungsbogen Grafomotorik (C) Ballon 1 / 2 / 3 / 4

6.6.1 Sitzhaltung

Das angebotene Mobiliar muss grundsätzlich auf die Körpergröße des Kindes angepasst sein. Die Füße müssen beim Sitzen auf dem Boden oder einer Unterlage, z. B. einem Hocker, fest aufstehen können und die Knie in einem Winkel von ca. 90° gebeugt sein. Mit aufgerichtetem Oberkörper sollte das Kind die gebeugten Unterarme locker auf die Tischplatte legen können. Das Körpergewicht muss sich gleichmäßig auf die beiden Sitzhöcker verteilen, damit das Kind gerade vor dem Papier sitzen kann und optimal mit beiden Augen auf das Papier schaut. Diese Sitzposition sollte das Kind während des Mal- und Zeichenvorgangs einhalten können. Sobald das Kind nicht mehr aktiv malt oder später auch schreibt, kann es seine Sitzposition verändern. Einige Kinder müssen das aufrechte Sitzen erst lernen. Sie sind entweder taktil-kinästhetisch unterempfindlich und merken kaum, wie sie auf dem Stuhl sitzen, oder ihr Tonus ist niedrig, so dass sie eine aufrechte Körperhaltung für die Malsituation nicht lange genug einhalten können. Sie sitzen in sich zusammen gesackt und stützen ihren Kopf auf die am Malprozess nicht beteiligte Hand. Teilweise verlagern sie einen Teil ihres Körpergewichtes auf ihren Schreibarm, so dass er in seiner Bewegungsmöglichkeit eingeschränkt ist.

Einige Kinder können die zum Malen nötige Beweglichkeit nicht aus Arm, Hand und Fingern führen. Zur Richtungsänderung drehen sie sich mit dem ganzen Körper vor dem fixierten Papier. Nicht festgeklebte Blätter drehen die Kinder beim Malen immer wieder so hin, dass eine waagerechte Strichführung weitgehend vermieden wird.

Für diese Kinder ist es wichtig, aufrechtes Sitzen über Bewusstmachung und Spüren zu erlernen. Die Kinder sollten sich in jeder Therapiestunde zwischen den Bewegungsaufgaben häufig hinsetzen, kurz eine fein- oder grafomotorische Übung machen und sich danach wieder bewe-

gen. Hilfreich sind verschiedene Sitzerfahrungen auf einem Therapie-
ball, einem einbeinigen Sitzhocker, einem Ball- oder Keilkissen oder die
bewusste Verlagerung des Gewichts nach rechts, links, vorne und hin-
ten, auch mit geschlossenen Augen. Die Kinder sollten zur Bewusstwer-
dung gezielt das Gewicht auf den Schreibarm verlagern, um darüber zu
erfahren, wie hinderlich dies beim Malen und Schreiben ist. Taktil-kinästhetisch unterempfindliche Kinder müssen zwischen den Übungen am
Tisch Übungen zur Körperwahrnehmung machen. Tonusschwache Kinder brauchen vor der Aufgabe am Tisch tonuserhöhende Aktivitäten.
Für sie eignet sich z. B. eine Körper- Klopfmassage, Trampolinhüpfen,
Springen mit einem Hüpfball, Fangen und Werfen schwererer Sand-
säckchen, sowie verschiedene Druck- und Zugspiele. So lange ein Kind
Schwierigkeiten hat, aufrecht und ruhig am Tisch zu sitzen, kann es
dem Malen und Schreiben nicht seine volle Aufmerksamkeit zuwenden.

6.6.2 Augen

Die Kinder sollten mit beiden Augen die Stiftbewegung verfolgen und
dabei das geschriebene Wort scharf sehen können. Manche Kinder drehen beim Malen und Schreiben ihren Kopf so stark aus der Mitte heraus, dass sie nur mit einem Auge auf das Blatt sehen können. Andere
Kinder sitzen nicht aufrecht oder liegen mit dem Gewicht des Oberkör-
pers auf dem Schreibarm. Wie oben beschrieben, haben sie entweder
einen zu niedrigeren Tonus, taktil-kinästhetische Schwierigkeiten oder
sie sind müde. Möglicherweise liegt eine nicht korrigierte visuelle Schwie-
rigkeit vor. Seltener sind Kinder zu beobachten, die sehr weit mit den
Augen von ihrem Blatt entfernt sind. Kinder mit den beschriebenen Auffälligkeiten sollten unbedingt einem Augenarzt zur Überprüfung ihrer
Sehfähigkeit vorgestellt werden. Leider ist es keine Seltenheit, dass
sogar Schulkinder höherer Klassen gravierende Sehprobleme haben,
die bis dahin nicht entdeckt wurden. Es gelingt ihnen über Anstrengung
und zu Lasten ihrer Konzentration und der Schulleistung viele Jahre,
den Sehfehler zu kompensieren. Nur anstrengungsfreies, beidäugiges
Sehen bietet die Voraussetzung für eine optimale Bildaufnahme und
Verarbeitung im Gehirn. Kinder können selbst größere Fehlsichtigkeiten
durch die Eigenregulation, d.h. das Krümmen der Augenlinse (Akkom-
modation) kurzfristig ausgleichen. Fehlsichtigkeiten können aus diesem
Grund nur zuverlässig durch die Verabreichung von Pupillen erweitern-
den Augentropfen festgestellt werden. Die Tropfen entspannen den inneren Augenmuskel und das Kind kann somit bei der Untersuchung
seine Fehlsichtigkeit nicht mehr ausgleichen. Es hat sich bewährt, den

Eltern das Formular „Konsultation bei visueller Auffälligkeit" mitzuge-
ben. Dies ist ein durchschreibendes DIN A5-Formular, auf dessen linker
Seite der / die Egotherapeut / in die beobachteten Auffälligkeiten des
Kindes beschreiben kann. Rechts kreuzt der / die Arzt / Ärztin die die
Ergebnisse der Untersuchung an. Erhältlich ist der Bogen bei H. Rubit-
schon: www.ergokontor.de/info@ergokontor.de

6.6.3 Motivation

Einige Kinder sind schnell bereit, ein Bild oder die Formen / Muster der
Ballone zu malen. Dies sind in der Regel Kinder, die von sich aus oder
durch Anregung malen und dadurch im Umgang mit Stift und Papier
geübt sind. Kinder, die nicht gerne malen und dies vermeiden, haben
durch die mangelnde Übung in der Regel Schwierigkeiten im Bereich
der Fein- und Grafomotorik. Einige dieser Kinder bewegen sich lieber
ganzkörperlich und vermeiden es, zu basteln oder zu malen. Mitunter
sind sie taktil-kinästhetisch unterempfindlich und motorisch unruhig.
Andere haben Störungen der Körper- oder Raumwahrnehmung. Im Vergleich mit ihren Freunden oder durch die Reaktion der Erwachsenen
haben sie immer wieder erlebt, dass ihre Bilder den Erwartungen nicht
entsprechen.

6.6.4 Kreativität

Die meisten Kinder, die altersgemäß entwickelt sind, spielen und malen
in der Regel phantasievoll und ideenreich. Beim Malen entwickeln sie
Vorstellungen von dem, was sie darstellen oder ausprobieren wollen.
Sie haben Zutrauen zu sich selbst und Experimentierfreude, Dinge bildnerisch darstellen.
Andere Kinder malen ungern und haben kaum Ideen. Sie malen das
Nötigste und erfüllen lediglich die Vorgabe. In der Regel malen diese
Kinder zu Hause und im Kindergarten wenig und beteiligen sich selten
an Mal- und Bastelaktivitäten. Häufig sind dies Jungen, die lieber drau-
ßen oder in der Bauecke spielen und sich somit fein- und grafomotorisch zu wenig üben. Von daher haben sie im späteren Schreiblernprozess häufiger grafomotorische Schwierigkeiten als Mädchen. Bilder von
Jungen sind häufig nicht so bunt und mit weniger Details gemalt, als die
der Mädchen. Dargestellte Motive sind oft technische Dinge wie z.B.
Autos, Traktoren oder Raketen und die Malaufgabe wird teilweise ver-
ändert. Einige Kinder sind völlig überfordert und können die Aufgabe
nicht umsetzen.

6.6.5 Kind erklärt sein Bild

Abhängig von ihrem Wesen und Charakter erzählen manche Kinder beim Malen, was sie darstellen und was sie bewegt. Andere arbeiten konzentriert und schweigsam und erklären anschließend etwas zu ihrem Bild. Wieder andere Kinder erzählen so viel, dass sie darüber nicht zur Aufgabe finden oder die Aufgabe verändern und etwas völlig anderes malen. Manche Kinder kommen völlig von der Aufgabe ab und malen gar nichts. Dann ist es sinnvoll, in einer anderen Situation das Körperschema zu überprüfen und die Fähigkeit, Grundformen zu malen.

6.6.6 Maltempo

Ebenfalls abhängig vom Wesen und Charakter des Kindes malt es sein Bild entweder in einem angemessenen Tempo oder sehr hastig. Wieder andere Kinder sind auffallend langsam und zögerlich in ihrem Tun. Hier kann die Ursache entweder mangelndes Selbstbewusstsein oder die Unfähigkeit sein, bekannte Dinge bildnerisch darzustellen.

6.6.7 Malhand

Beim Malen kann sehr gut beobachtet werden, welche Hand das Kind benutzt, wie es den Stift hält, und aus welchen Gelenken die Bewegung primär geführt wird. Die Benutzung der rechten oder linken Hand zum Malen allein gibt keine sichere Auskunft über die Händigkeit des Kindes. Linkshändige Kinder, die den Stift konstant in der linken Hand halten, sollten ab dem Vorschulalter mit einer schrägen Blattlage vertraut gemacht werden (siehe Kapitel über linkshändige Kinder). Bei umerzogenen linkshändigen Kindern kann mitunter beobachtet werden, dass sie beim freien Malen eines Bildes ihre linke Hand benutzen, zum Malen des Ballons oder beim Schreiben ihres Namens wechseln sie auf die rechte Hand. Dies ist damit zu erklären, dass schriftähnliches Arbeiten wie Muster und Buchstaben unter Anleitung geübt wurden und das betroffene Kind angehalten wurde, seine rechte Hand zu benutzen. Beim Malen wurde die stifthaltende linke Hand entweder nicht beobachtet oder toleriert.
Bei manchen Kindern ist die Händigkeit noch unklar und nicht festgelegt. Sie malen eine Zeit lang mit der einen und dann mit der anderen Hand. Teilweise halten sie dabei sogar in jeder Hand einen Stift. Andere vermeiden es, die Mittellinie beim Malen zu überkreuzen. Bei ihnen kann beobachtet werden, dass sie die rechte Bildhälfte mit der rechten und die linke Bildhälfte mit der linken Hand malen. Ab dem 4. Lebens-

jahr sollte die Händigkeit beobachtet und unter Umständen durch Linkshänderberater abgeklärt werden (siehe Kapitel über Kinder mit wechselndem Handgebrauch). Die Kinder mit wechselndem Handgebrauch sind von denen zu unterscheiden, die aus Kraftmangel oder Ermüdung die Hand beim Malen wechseln.

6.6.8 Schulter / Ellenbogen

Ein- bis zweijährige Kinder malen mit großräumigen Malbewegungen, wie dies auch bei Schwungübungen erforderlich ist, die aus Schulter und Ellenbogen geführt werden. Je kleinräumiger und genauer die Bewegung ausgeführt wird und darüber die gemalte Form werden kann, umso eher muss die Bewegung aus dem Handgelenk und den Fingern gesteuert werden. Schulter und Ellenbogen haben dann mehr eine lockere Haltefunktion. Manche Kinder halten Schulter und Ellenbogen fixiert und unbeweglich. Teilweise pressen sie den Oberarm an den Körper. In ihren Malbewegungen haften sie auf der Stelle und großräumige Bewegungen können kaum ausgeführt werden.
Zur Lockerung und Bewusstmachung von Schulter und Ellenbogen sollten mit den Kindern Bewegungsübungen gemacht werden, z. B.: Heulröhren, Schwungbälle, Schwungbänder, Schleudern und Zielwerfen mit kleinen Materialsäckchen.

6.6.9 Unterarm

Beim Malen und Schreiben sollte der Unterarm locker auf der Unterlage aufliegen. Nur so kann er gleichmäßig über das Papier geführt werden und exakte Formen gelingen. Einige Kinder mit niedrigem Tonus, kraftlose Kinder oder Kinder mit Gleichgewichtsproblemen verlagern ihr Gewicht zur Stabilisierung auf den Unterarm. Dieser übernimmt eine Stützfunktion, so dass notwendige Malbewegungen kaum ausgeführt werden können.
Andere Kinder legen beim Malen nur das Handgelenk, nicht aber den Unterarm auf die Unterlage ab. Wieder andere heben Handgelenk und Ellenbogen ab. Sie machen dies entweder, um den Tonus im Schulter- und Armbereich zu steigern oder sie sind taktil- kinästetisch unterempfindlich. Einigen Kindern ist nicht bewusst, dass der Arm im Ellenbogen abgewinkelt und das Handgelenk vom Unterarm isoliert bewegt werden kann. Zum bewussten Spüren kann z. B. der Unterarm mit Bleibändern umwickelt werden und über eine Bewegung aus dem Handgelenk ein Tennisball hin und her gekickt werden.

6.6.10 Hand / Handgelenk

Die Handkante und das Handgelenk müssen beim Malen auf der Unterlage aufliegen. Während des Malens und Schreibens sollen sie locker über das Papier mitgezogen bzw. nachgerutscht werden. Diese exakte Bewegungsdosierung ist für viele Kinder schwierig. So wirken lange, waagerechte Linien verzittert oder sie werden angesetzt. Als Übungsidee eignen sich z. B. Schiebespiele mit Stäbchen bei aufliegender Hand. Damit das Handgelenk auf der Unterlage liegt, ist eine wohl dosierte Bewegungsregulation notwendig. Bei einem niedrigen Tonus im Bereich von Arm- und Hand haftet das Kind teilweise mit fixiertem Ober- und Unterarm auf der Stelle oder hebt zur Tonussteigerung das Handgelenk von der Unterlage ab. Teilweise ist der Tonus zu hoch, und das Kind kann die Spannung nicht fein dosiert verringern. Das Handgelenk ist verkrampft, steif und wird von einigen Kindern in einer Hakenstellung gehalten. Teilweise wird das Handgelenk auf Grund eines eingeschliffenen Bewegungsmusters beim Malen von der Unterlage abgehoben. U. U. hilft dem Kind ein kleines „Erinnerungskissen" zum Ablegen seiner Hand. Dazu wird ein „Kissen" aus einem gevierteltenen Notizzettel gebastelt und bemalt. Damit die Ecken nicht hoch knicken, werden sie mit Klebeband zugeklebt.

6.6.11 Überwiegende Bewegungsführung

An dieser Stelle soll beobachtet werden, ob die Bewegung beim Malen mehr aus den Fingern, dem Handgelenk oder gleichzeitig aus Fingern und Handgelenk gesteuert wird. Bei jüngeren Kindern, größeren Papierformaten und grafomotorisch ungeübten Kindern kann die Bewegung allerdings mehr aus Unterarm, Ellenbogen und Schulter gesteuert sein.

6.6.12 Stifthaltung

Der Dreipunktgriff ist die Stifthaltung mit den drei beweglichen Fingern Daumen, Zeige- und Mittelfinger. Durch den schnellen Wechsel vom Zangen und Pinzettengriff ist eine flüssige Schreibbewegung, die aus den Fingern geführt wird, möglich. Er ist der angestrebte Feingriff zur Stifthaltung, da der Stift einerseits gut fixiert ist und gleichzeitig eine maximale Schreibbeweglichkeit möglich ist.
Einige Kinder halten ab dem 3. Lebensjahr den Stift von selbst im Dreipunktgriff. Manche haben selbst bemerkt, dass ihnen darüber eine exakte Strichführung am besten gelingt, andere haben beobachtet, wie Erwachsene und ältere Geschwister den Stift halten. Je länger ein Kind

vor dem Schuleintritt diese Stifthaltung automatisiert hat, umso sicherer gelingt sie. Einige Kinder brauchen zum Einhalten des Dreipunktgriffs eine Schreibhilfe. Dabei sollte die geeignete Form aus dem reichhaltigen Angebot der im Fachhandel erhältlichen Schreibhilfen durch Ausprobieren herausgefunden werden.

Malanfänger, d.h. Kinder von 1 1/2 bis 2 Jahren, halten den Stift oft im Faustgriff. Er ermöglicht keine differenzierte Strichführung und keine kleinräumige Formgebung.

Der Pfötchengriff, mit dem Malbirnen und Wachsblöcke gehalten werden, ist für jüngere Kinder und bei diesen Materialen zu akzeptieren. Eine differenzierte, kleine Formgebung ist mit dem Pfötchengriff allerdings kaum möglich. Andere Stifthaltungen (siehe S. 96) als der Dreipunktgriff führen bei einigen Kindern zu einem späteren Zeitpunkt zu Schreibproblemen.

Hypotone und kraftlose Kinder halten den Stift ansatzweise im Dreipunktgriff, überstrecken aber dabei die Gelenke extrem stark. Die Finger sind mehr zu einem Pinzettengriff überstreckt und die Spitze des Zeigefingers hebt sich bei einigen Kindern sogar vom Stift ab. Grundsätzlich sollten diese Kinder mit einem möglichst dicken und leichten Stift arbeiten.

Viele hypertone und taktil unterempfindliche Kinder halten den Stift zwar im Dreipunktgriff, teilweise aber mit stark gebeugten Fingergelenken. Sie krallen den Stift wie mit einem extremen Zangengriff fest und haben darüber kaum eine Bewegungsmöglichkeit aus den Fingern heraus. Die Bewegungsführung erfolgt primär aus dem Handgelenk und kleine exakte Formen gelingen dadurch kaum.

Andere Kinder schlagen den gestreckten Daumen über den Stift. Der Daumen wird bei dieser Stifthaltung häufig nicht vollständig opponiert und die Bewegung wird aus Zeige-, Mittelfinger und dem Handgelenkt geführt. Teilweise wird bei dieser Stifthaltung auch der Mittelfinger als Stützfinger auf den Stift gelegt. Somit ist die Bewegung fast nur noch aus dem Handgelenk möglich.

Immer wieder sind Kinder zu beobachten, die den Mittelfinger als zusätzlichen Stützfinger zur Stifthaltung einsetzen. Sie fixieren darüber den Stift mehr, als dies zum Schreiben nötig ist. Somit muss der Stift von unten durch den weniger beweglicheren Ringfinger abgestützt werden und zur Schreibbewegung müssen vier Finger koordiniert werden. Diese Stifthaltung bevorzugen eher kraftlose Kinder oder Kinder mit überbeweglichen Fingern, die ihre notwendige Gelenksstabilität nicht längere Zeit aufrecht erhalten können.

Grundsätzlich sollte bei Schreibanfängern durch vielseitige Übungen zur Fingerbeweglichkeit die Stifthaltung im Dreipunktgriff angestrebt werden. Wenn Kinder eine andere Stifthaltung bereits automatisiert haben, ist dies nur noch schwer zu ändern. Der Versuch, diese Stifthaltung zu beeinflussen, sollte nur unternommen werden, wenn das Kind eine unleserliche Schrift, ein zu geringes Schreibtempo oder Schmerzen beim Schreiben hat.

6.6.13 Fingerposition am Stift

Damit die Schreibbewegung flüssig ausgeführt werden kann, sollte der Stift von der Spitze bis zu den Finger ca. zwei Zentimeter Spielraum haben, damit die Finger den Strich oder das Wort nicht verdecken.

Viele Kinder halten den Stift sehr weit unten an der Stiftspitze. Dies ist für grafomotorisch unsichere Kinder einfacher, verhindert aber eine flüssige Bewegungsausführung und die visuelle Kontrolle. Wenn diese Kinder den Stift später beim Schreiben mit dem Füller immer noch zu weit unten halten, sind ihre Finger von der Tinte gefärbt. Das Kind muss lernen, den Stift oberhalb des angespitzten Bereiches festzuhalten. Linkshänder, die ihr geschriebenes Wort mit der Hand verdecken, sollten den Stift möglichst noch etwas weiter oben halten, damit sie besser sehen können, was sie malen und schreiben.

Manche Kinder halten ihren Stift fast in der Mitte oder noch weiter oben fest. In dieser Stellung ist eine gezielte Schreibbewegung nicht möglich. Einige Kinder beginnen mit der optimalen Fingerposition am Stift, rutschen aber während des Arbeitens immer weiter nach unten. Teilweise haben sie vor Anstrengung schweißnasse Hände.

Als spürbare „Erinnerungshilfe" zur richtigen Fingerposition hat sich ein kleiner Gummiring bewährt, der unten um den Stift gewickelt wird. So spürt das Kind, wenn es am Stift nach unten rutscht. Die Gummiringe sind günstig im Geschäft für Reitsport zu kaufen. Damit das Kind die Stifthaltung automatisieren kann, ist es wichtig, den Stift während der Therapiestunde häufig zu wechseln, z. B. Stiftwechsel bei jeder Form bzw. Muster und in jeder Reihe, bei einer festgelegten Würfelzahl (Therapeut würfelt) oder wenn ein Kreisel ausläuft.

6.6.14 Stiftdruck

Der Stiftdruck sollte so sein, dass der Strich gut erkennbar und ein längeres Arbeiten ohne Ermüdung der Hand möglich ist. Einige Kinder drücken so stark auf, dass der Strich auf der Unterlage durchgedrückt wird. Diese Kinder sind entweder taktil- kinästhetisch unterempfindlich und spüren zu wenig ihren Stiftdruck, oder sie verkrampfen sich beim Malen und Schreiben extrem stark. Ihnen fehlt u. U. die Bewegungsgeläufigkeit oder der Stift ist zu dünn. Teilweise drücken sie die Fingerendgelenke so stark durch, dass die Kuppen von Daumen und Zeigefinger weiß werden. Manche leiden unter einer massiven Arm-, Schulter- und Nackenverspannung mit Kopfschmerzen. Diese Kinder sollten bewusst lernen, ihren Körper im Wechsel anzuspannen und wieder locker zu lassen. Daneben ist es hilfreich, wenn sie zwischen Malen und Schreiben Pausen einlegen und Übungen zur Lockerung von Schulter-, Arm-, Hand- und Fingergelenken machen, z. B.: Arme großräumig als Hubschrauber kreisen lassen, Handgelenke schnell ausschütteln oder Finger hin und her bewegen (zappeln lassen).

Andere Kinder haben so wenig Arm-, Hand- und Fingerkraft oder einen so niedrigen Tonus, dass sie nur eine zarte, kaum sichtbare Linie hinterlassen. Für schwache Kinder ist es wichtig, über vielfältige grob- und feinmotorische Betätigung mehr Kraft, vor allen Dingen in der oberen Extremität zu bekommen. Wieder andere haben so wenig Selbstbewusstsein, dass ihre gemalte Linie kaum zu erkennen ist. Kinder mit schwachem Selbstbewusstsein sollten in ihren Fähigkeiten gefördert werden und die Aufgabe immer so gewählt werden, dass sie zu einem positiven Erlebnis wird. So können sie die Kraft entwickeln, sichtbare Spuren zu hinterlassen.

Durch taktil-kinästhetische Störungen, Tonusschwankungen und bei grafomotorisch ungeübten Kindern kann der Stiftdruck wechselnd sein. Einmal drückt das Kind zu stark auf, dann wiederum malt es eine kaum sichtbare Spur.

6.6.15 Stiftführung

Im Unterschied zum Stiftdruck soll an dieser Stelle beobachtet werden, ob das Kind mit einer lockeren Führung den Stift hält und gleichzeitig mit einer exakten Bewegung die geforderte Form ausführen kann. Manche Kinder haben eine überschießende Bewegung und es gelingt ihnen nicht, rechtzeitig abzustoppen. Dabei werden Ecken gerundet, Striche zu lang gezogen und Begrenzungslinien übermalt. Andere Kinder haften durch eine zu kleinräumige Bewegungsführung auf der Stelle. Dadurch bleibt die Form extrem klein und Flächen können nur mit großem Zeitaufwand ausgemalt werden. Manche Kinder malen verzitterte Linien. Dieser Tremor kann durch Stress ausgelöst werden z.B., wenn das Kind grafomotorisch ungeübt ist, oder Ausdruck einer hirnorganischen Störung sein. Wenn eine neurologisch abgeklärte hirnorganische Störung vorliegt, ist der Tremor therapeutisch nur schwer zu beeinflussen.

6.6.16 Visuelle Kontrolle bei Strichführung

Beim Malen und Schreiben sollten die Augen kontinuierlich der Bewegung des Stiftes folgen können. Bei manchen Kindern ist die Augenbewegung sprunghaft, das heißt, sie folgt dem Stift nicht gleichmäßig. Entweder ist die Augenbewegung zu langsam oder schneller als der Stift. Wieder andere Kinder schweifen mit ihrem Blick völlig ab und sind anschließend überrascht, was die Hand zwischenzeitlich gemalt hat. Einige Kinder haben kurzzeitig eine gute Auge-Hand-Koordination, können diese aber nicht für die gesamte Dauer der Aufgabe halten. Auch hier sollte eine augenärztliche- bzw. orthoptistische Untersuchung durchgeführt werden.

6.6.17 Arbeitsrichtung

Für einen Rechtshänder ist es einfacher, einen Strich von links nach rechts als umgekehrt zu ziehen. Zudem ist das die bevorzugte Blickrichtung der meisten Rechtshänder. Somit ist für sie die Schreibrichtung von links nach rechts angenehm, da die Hand dabei mitgezogen werden kann. Viele rechtshändige Kinder beginnen spontan auf der linken Blatthälfte zu malen und zu schreiben.
Für Linkshänder ist es genau umgekehrt. Von daher beginnen linkshändige Kinder oft auf der rechten Blattseite und ihre bevorzugte Arbeitsrichtung ist von rechts nach links. Teilweise müssen sie über Richtungspfeile und zusätzliche Markierungen die richtige Lese- Schreibrichtung erlernen. Linkshändige Kinder und Kinder mit einer Unsicherheit in der Raum-Lagewahrnehmung haben immer wieder Schwierigkeiten mit der Schreibrichtung. Sie beginnen teilweise links, dann wieder rechts, und häufig kommt es zur Spiegelung einzelner Buchstaben, ganzer Wörter und Zahlen. Dies sollte allerdings nach den ersten Schulwochen nicht mehr auftreten. Kinder mit extremer Unsicherheit im Bereich der Raum-Lage-Wahrnehmung beginnen irgendwo auf dem Blatt und haben keine klar erkennbare Vorgehensweise.

6.6.18 Arbeitsweise

Formen und Muster, die dem Kind leicht fallen, erfasst es visuell und kann sie im Ballon fortsetzen. Etwas schwierigere müssen zunächst nachgespurt werden, bevor es sie weitermalen kann. Manche Kinder probieren schwierige Formen / Muster zu malen, die Ausführung weicht aber von der Vorgabe ab. Einige Formen / Muster fallen ihnen so schwer, dass ihr Versuch erfolglos bleibt und die Kinder aufgeben.

6.6.19 Ausgewählte Papiergröße

Zum Malen des Bildes sollte dem Kind möglichst ein DIN A3-Blatt angeboten werden. Einzelne Kinder sind mit diesem Format noch völlig eingeengt und hätten gerne ein größeres Blatt oder ihnen muss beim Malen noch ein zusätzliches Papier angeklebt werden. Anderen ist ein DIN A4-Format zu groß und sie sind froh, wenn ihnen ein DIN A5-Blatt angeboten wird. Die Formatwahl passt in der Regel zur Wesensart des Kindes in Bezug auf Motivation, Malgeschwindigkeit, Strichstärke und Farbwahl.

Die Ballonvorlagen sollten möglichst im Format DIN A4 angeboten werden, damit die erforderliche Bewegung mehr aus Hand- und Fingergelenken geführt wird.

6.6.20 Blattaufteilung

Einige Kinder nutzen die gesamte Fläche des gewählten Blattes und verteilen die gemalten Dinge gleichmäßig darauf. Andere wiederum malen verstärkt auf der rechten oder linken Blatthälfte, wobei die nicht bemalte Seite manchmal nahezu leer bleibt. Wieder andere malen ihre Dinge an der Blattunterseite so klein, dass darüber sehr viel weiße Fläche bleibt, und das Blatt in seiner Größe nicht ausgenutzt wird.

6.6.21 Malbeginn auf dem Blatt

Interessant ist zu beobachten, wo das Kind auf dem Blatt mit seinem Bild beginnt. Die Blickrichtung der meisten Rechtshänder ist von links nach rechts. Von daher beginnen sie ihr Bild oft auf der linken Blattseite. Bei Linkshändern ist dies genau umgekehrt. Einige Kinder beginnen in der Mitte des Blattes mit dem wichtigsten Bildelement und gruppieren die anderen Dinge darum. Um das 5. Lebensjahr malen Kinder die Erde am unteren Blattrand und den Himmel am oberen. Bei diesen Bildern wird von so genannten Standlinienbildern gesprochen.

6.6.22 Bildaufbau

Jüngere Kinder malen alles, was sie darstellen wollen, auf das ganze Blatt verteilt. Es gibt noch keine räumliche Blattaufteilung in unten (auf dem Boden) und oben (am Himmel). Etwa mit 4 $1/2$ Jahren beginnt das Kind, die Dinge mehr nach unten und teilweise in der richtigen räumlichen Anordnung zu malen. So entwickeln sich um das 5. Lebensjahr die so genannten Standlinienbilder mit einem Boden, auf dem die Dinge stehen, und einem Himmel am oberen Blattrand. Manche Kinder malen zunächst auch nur den Boden (die Standlinie), andere beginnen mit dem Himmel. Für die Kinder ist zwischen Erde und Himmel die Luft, und da hinein malen sie die anderen dargestellten Dinge.

6.6.23 Gegenstände in richtiger Raumlage

In engem Zusammenhang mit dem Bildaufbau steht die richtige Raumlage der gemalten Gegenstände. Mit 4 Jahren malen die Kinder ihre Gegenstände teilweise über das ganze Blatt verteilt. Sie sind sowohl liegend als auch stehend dargestellt. Mit zunehmendem Alter malt das Kind die Gegenstände in der richtigen Raumlage. Dabei kann es aber immer noch vorkommen, dass zum Beispiel ein Haus zur Seite geneigt ist. Mit 5 Jahren sollten die Dinge aufrecht stehen und am untern Blattrand gemalt sein. Sind sie in diesem Alter noch über das Blatt verteilt, ist dies ein Hinweis auf eine Entwicklungsverzögerung bzw. Wahrnehmungsstörung.

6.6.24 Farbwahl

Je älter ein Kind ist und umso genauer es seine Umgebung wahrnimmt und beobachtet, desto eher wählt es gezielt realistische Farben aus. Ausgeprägt ist dies bei Kindern im Vorschulalter und bei Mädchen häufiger als bei Jungen. Teilweise schwanken die Kinder bei der Farbwahl zwischen zwei Farben hin und her und halten sogar den Stift zum Vergleich an den zu malenden Gegenstand. Jüngere oder wahrnehmungsgestörte und oberflächlich wahrnehmende Kinder nehmen eher eine beliebige Farbe, malen einfarbig oder mit wenig Farben. Einige Kinder haben eine Lieblingsfarbe, mit der sie das ganze Bild gestalten. Bei der Betrachtung eines Bildes sollte bedacht werden, dass Kinder in der Regel Farben lieben und die Welt der Kinder bunt ist. Aus der Farbwahl des Kindes sollten allerdings keine zu weit reichenden psychologisierenden Rückschlüsse gezogen werden. Fundiertes Wissen zu diesem Thema kann allenfalls durch eine kunsttherapeutische Zusatzausbildung erworben werden.

6.6.25 Menschdarstellung

Mit seiner Menschdarstellung zeigt das Kind unbewusst das Körperbild, dass es von sich selber hat, auch wenn es sagt, eine andere Person gemalt zu haben. Je differenzierter sich ein Kind malt, umso genauer ist sein Körperbild. Ist dies für sein Alter sehr rudimentär, so muss grundlegend, ganzkörperlich und über alle Sinne an der Körpererfahrung des Kindes gearbeitet werden. Durch die Fähigkeit, Kreise und Striche gezielt zu malen, ist das Kind etwa ab dem 4. Lebensjahr in der Lage, sein Körperbild in ersten so genannten Kopf- oder Gliederfüßlern darzustellen. Diese sind in ihrer Darstellung oft großen Schwankungen unterworfen und jedes Kind malt sie anders.

Der Kopffüßler besteht anfänglich oft aus einem Kopf mit Augen, Mund und direkt daran angesetzten Beinen. Die Arme werden teilweise direkt an den Kopf gemalt.

Mitunter malt das Kind nur einen Bauch und das Gesicht dort hinein. In einer anderen Darstellung können die Arme wieder ganz fehlen. Je mehr es seinen Körper erfährt und wahrnimmt, umso detaillierter und variationsreicher werden seine Menschdarstellungen. Die ersten Kopf- oder Gliederfüßler fliegen noch in der Luft herum. Sehr bald stehen sie aber senkrecht auf ihren Beinen und dies meist an der Unterseite des Blattes. Bei der Menschdarstellung kann beobachtet werden, ob das Kind die Figuren immer gleich malt oder ob es sie variieren kann. Wenn der gemalte Mensch immer exakt gleich aussieht oder das Kind beim Malen sogar mitspricht: „Punkt, Punkt, Komma, Strich, fertig ist das Mondgesicht" kann davon ausgegangen werden, dass die Eltern die Menschdarstellung mit dem Kind gezielt geübt haben. Sie entspricht dann höchstwahrscheinlich nicht dem tatsächlich empfundenen Körperbild des Kindes.

Hände malt ein Kind ab dem Moment, in dem es bewusst wahrgenommen hat, dass sie eigene Körperteile sind. Bei den Fingern ist es ähnlich. Erst wenn es sie isoliert von Arm und Hand wahrgenommen hat, werden sie gemalt. Teilweise werden die Finger ohne Hand direkt am Arm angesetzt und ihre Anzahl ist fehlerhaft oder schwankend.

Die Diskrepanz zwischen dem Wissen des Kindes über seinen Körper und der gemalten Darstellung ist mitunter groß. Das gemalte Bild gibt Aufschluss über die verinnerlichte Körperkenntnis des Kindes. In der Regel sind die Darstellungen von Mädchen bunter, detaillierter, differenzierter und realistischer als die der Jungen. Mädchen malen eher als Jungen die Personen bekleidet und stellen Details wie Haarspangen, Schleifen und Schuhbänder dar. Häufig malen sie ausschmückende Muster und beginnen früher mit räumlichen Darstellungen von Armen, und Beinen.

Zwischen 5 $\frac{1}{2}$ und 6 Jahren versuchen Kinder, Personen von der Seite zu malen. Dabei werden Nasen teilweise seitlich und gleichzeitig in der Mitte des Gesichtes gemalt.

Die Einschätzung, ob eine Menschdarstellung altersentsprechend ist, bedarf einiger Erfahrung und vieler vergleichender Beobachtungen. Die Auswertung über den Mannzeichen-Test (MZT von H. Zieler) ist nach Einschätzung der „Befundungsinstrumente in der pädiatrischen Ergotherapie" vom Verlag Schulz-Kirchner veraltet und bietet keine qualitativen Bewertungskriterien.

6.6.26 Farbwahl Menschdarstellung

Siehe Kapitel Farbwahl (6.6.24)

6.6.27 Form: Kreis

Als erste Form malt ein Kind nach dem Pendelkritzeln ab 2 $^1/_2$ Jahren Spiralen und daraus runde Formen, die immer gezielter geschlossen, zunehmend runder und kleiner gemalt werden können. Je mehr die Bewegung aus Hand- und Fingergelenken geführt wird, umso kleiner und gleichmäßiger wird die Form. Voraussetzung dazu ist eine gute Auge-Hand-Koordination, eine gleichmäßige Bewegungsführung und die Formvorstellung einer geschlossenen, gebogenen Linie. Kinder, die noch bis ins Schulalter hinein offene Formen oder Rundformen mit so genannten „Schwänzchen" malen, sollten unbedingt augenärztlich und orthoptistisch untersucht werden, bevor therapeutisch an einer exakteren Bewegungssteuerung gearbeitet wird.

6.6.28 Form: Viereck

Aus senkrechten und waagerechten Linien malt das Kind ab 3 bis 3 $^1/_2$ Jahren Kreuze und setzt etwas später Vierecke aus einzelnen Linien zusammen. Diese sind zunächst konstruiert gemalt, d. h., die Kinder malen zuerst die senkrechten und dann die waagrechten Striche oder umgekehrt. Anfänglich sind die Striche noch leicht gebogen und die Ecken gerundet. Zunehmend wird die Form aber sicherer gemalt. Die Striche werden gerader, die Ecken sind nahezu rechtwinklig und die Form wird durchgehend gezeichnet. Ein zügig durchgezeichnetes Viereck mit geraden Strichen und spitzen Ecken ist erst möglich, wenn die Kinder eine sichere Formvorstellung haben. Erst dann sind sie in der Lage, gezielt ein Rechteck oder Quadrat zu malen. Kinder, denen diese Form nicht gelingt, müssen zunächst grundlegend und über ganzheitliches Erfahren die Form des Viereckes erfassen, bevor sie diese malen können.

6.6.29 Form: Dreieck

Ein Dreieck kann das Kind mit ca. 5 Jahren malen. Als Grundlage, eine Schräge malen zu können, muss es sie ganzkörperlich erfahren haben und das Viereck formsicher erfasst sein. Anfänglich malt es meist den Aufstrich des Dreiecks schräg und der Abstrich wird ein gebogener oder senkrechter Strich. Teilweise sind die Ecken gerundet und die Form wird aus zusammengesetzten, schrägen Einzellinien gemalt. Kinder, die zum Malen des Dreiecks zunächst einen waagerechten Strich malen, anschließend darüber einen Punkt setzen, um somit einen Zielpunkt für die Spitze zu bekommen, sind mit Schrägen und der Dreiecksform unsicher. Es ist auch davon auszugehen, dass Erwachsene ihnen diese Konstruktionsmöglichkeit gezeigt haben, da diese Vorgehensweise für Kinder eher untypisch ist. Formsicherheit ist erst gegeben, wenn die Schräge zu beiden Seiten sicher und das Dreieck in einem Zug gemalt werden kann. Als nächste Stufe ist das nach unten gekippte Dreieck und darüber die Wiedergabe einer Raute möglich.

6.6.30 Ausmalen

Die Fähigkeit eines Kindes, einen Gegenstand auszumalen, gibt Auskunft darüber, ob es die Form als solche wahrnimmt oder es diese wie ein ca. 2-jähriges Kleinkind großflächig übermalt. Über das Ausmalen kann weiterhin beobachtet werden, ob das Kind die Bewegung noch grob aus Schulter und Arm oder feiner und genauer aus Hand und Fingern steuern kann. Kinder, die das Papier beim Ausmalen drehen oder ihren Körper vor dem Papier in die Malrichtung drehen, um so ihre Strichführung eher waagerecht ausführen zu können, haben eine eingeschränkte Bewegungsfähigkeit in Arm, Hand und Fingern. Dies gilt auch für Kinder, denen es schwer fällt, innerhalb der begrenzten Form zu malen und die immer wieder über die Begrenzungslinie hinausfahren. Ihre Bewegungen sind überschießend und sie müssen erst lernen, kleinräumige Bewegungen zu machen. Je kleiner und stärker geformt die auszumalende Fläche ist, umso schwieriger ist die kleinräumige Bewegungssteuerung. Der Deckungsgrad des Ausgemalten gibt Auskunft über die Koordinationsfähigkeit von Auge, Hand und Fingern. Malt ein Kind extrem über die vorgegebene Form hinaus, ohne ansonsten Schwierigkeiten im Bereich der Bewegungsdosierung zu haben, muss unbedingt durch eine augenärztliche und orthoptistische Abklärung ein visuelles Problem ausgeschlossen werden.

6.7 Erläuterungen RAVEK Beobachtungsbogen Grafomotorik Ballon 1 – Grundformen

6.7.1 Punktieren

Die Punkte sollten gleichmäßig durch eine lockere Bewegung aus dem Handgelenk gesetzt und nicht als kurze Striche gemalt werden. Wenn dies dem Kind nicht gelingt, hat es Schwierigkeiten, im Handgelenk kleine, schnelle und rhythmische Bewegungen auszuführen.

6.7.2 Striche in wechselnden Richtungen

Kleine, kurze Striche sollten über kleinräumige Bewegungen aus dem Handgelenk und den Fingern gemalt werden. Gelingt dies nur in einer Richtung oder nur über eine Drehung des Arms, des Kindes selbst oder des Blattes, ist dies ein Hinweis auf mangelnde Beweglichkeit von Handgelenk und Fingern.

6.7.3 Striche senkrecht

Sie sollten weitgehend aus Bewegungen der Finger gemalt werden und die Hand dabei ruhig auf der Unterlage aufliegen. Werden die Striche vom Kind zunehmend schräger gemalt, kann der Therapeut als Orientierung zwischendurch ein oder zwei gerade Striche in die Zeile malen. Unter Umständen ist dies ein Hinweis auf die Unsicherheit des Kindes, zwischen einer Geraden und einer schrägen Linie zu unterscheiden.

6.7.4 Striche waagerecht

Die waagerechte Bewegungsführung erfordert eine gute Feinabstimmung der Nachrutschbewegung durch den Arm und die Hand. Bei guter Steuerung wird die Hand locker über das Papier geführt. Keinesfalls sollte sie von der Unterlage abgehoben werden oder von oben in der so genannten Hakenstellung gemalt werden. Treffen die Linien nicht auf die Endstücke, so hat das Kind Schwierigkeiten, mit einer vorausschauenden Richtungsplanung und der exakten Bewegungssteuerung. Für Linkshänder ist es schwierig, durchgezogene gerade Striche von links nach rechts zu malen. Sie können dabei kaum, ohne abzusetzen, fein dosiert nachrutschen, und sie vermeiden dies später teilweise auch bei Buchstaben, z. B. beim E und bei geometrischen Formen. Von daher kann unter Umständen akzeptiert werden, wenn Linkshänder die Striche von rechts nach links ziehen. Das Ergebnis der Linien in dieser Richtung ist erfahrungsgemäß häufig besser.

6.7.5 Form: Kreis

Siehe Kapitel Kreis (6.6.27)

6.7.6 Form: Oval

Damit das Kind das Oval als eine vom Kreis unterschiedliche Form gezielt malen kann, braucht es zunächst eine Wahrnehmungsunterscheidung und eine genaue Bewegungsplanung und -steuerung beim Malen.

6.7.7 Form: Viereck

Siehe Kapitel Viereck (6.6.28)

6.7.8 Form: Dreieck

Siehe Kapitel Dreieck (6.6.29)

6.7.9 Form: Kreuz

Mit ca. 3 bis 3 $^1/_2$ Jahren malen Kinder aus der Kombination von senkrechten und waagerechten Strichen Kreuze. Dabei sollte die Mittellinie gekreuzt werden. Kinder, die an der meist senkrecht gemalten Linie rechts und links einen kleinen Strich ansetzen, haben Schwierigkeiten, die Mittellinie zu kreuzen oder können die Form nicht zergliedern und wiedergeben.

6.7.10 Form: X / Schräges Kreuz

Das schräge Kreuz setzt wie beim Dreieck die Fähigkeit zur sicheren Unterscheidung von Geraden und Schrägen voraus und sollte ab dem 5. Lebensjahr ausgeführt werden können.

6.7.11 Form: Stern

Um einen Stern zu malen, muss ein Kind die komplexe Form zergliedern können. Es gilt, die Linie zu halbieren und den Kreuzungspunkt wiederholt zu treffen. Das Kind muss Geraden und Schrägen sicher malen können und eine gute Auge-Hand-Koordination sowie eine exakte Bewegungssteuerung haben.

6.7.12 Kombination gerade / gebogene Linie

Ungewohnte Kombination zweier Linien, die eine exakte Wiedergabe mit einer vorgegebenen Raumlage verlangt. Zu beobachten ist, ob das

Kind eher ein Dreieck mit einer abgerundeten Spitze malt, als die geforderte Form.

6.7.13 Kombination gerader / schräger Strich

Ungewohnte Kombination von waagerechten, senkrechten und schrägen Linien mit exakter Wiedergabe einer vorgegebenen Raumlage. Die Form muss vom Kind zergliedert werden können und der Mittelpunkt mehrfach exakt getroffen werden.

6.7.14 Auf Spitze stehendes Dreieck

Ungewohnte Form, die nur gelingt, wenn das Kind sicher im Erkennen und Wiedergeben von Schrägen ist. Zu beobachten ist, ob das Kind die Form aus Einzellinien zusammen setzt oder durchgezogen wiedergeben kann. Weiterhin ist zu sehen, ob die Linien gerade oder gebogen und die Ecken spitz oder abgerundet gemalt werden.

6.7.15 Spirale (kann auch rechtsläufig gemalt werden)

Das Malen einer Spirale mit gleichmäßigem Linienabstand gelingt nur bei einer langsamen und exakt gesteuerten Bewegung aus den Fingern. Manche Kinder malen die Spirale lieber von innen nach außen, andere von außen nach innen. Das kann etwas über das Wesen des Kindes aussagen (von innen nach außen = Öffnung, von außen nach innen = Sammlung). Rechtshänder bevorzugen die Drehrichtung von links nach rechts, Linkshänder eher umgekehrt.

6.7.16 Ausmalen

Siehe Kapitel Ausmalen (6.6.30)

6.8 Erläuterungen RAVEK Beobachtungsbogen Grafomotorik Ballon 2 / Formen groß / klein und unterbrochene Grundmuster

Grundsätzlich ist es für Kinder einfacher, größere Formen zu malen als kleinere. Die Veränderung der Bewegung kann dabei länger geplant werden und die Bewegungsführung muss weniger aus den Fingern heraus erfolgen. Für den mehrfachen sicheren Wechsel zwischen größerer und kleinerer Form muss das Kind eine recht gute grafomotorische Kompetenz erreicht haben.

In diesem Ballon sollten auch einzelne Formen wiedergegeben werden, die später zu verbundenen Musterketten führen. Kinder brauchen beim spontanen Malen die aufgeführten Formen, z. B. das Zickzack für eine Krone, Arkaden in verschiedene Richtungen für eine Wolke und Girlanden bei Dachplatten. So üben sie die verschiedenen Musterformen vor dem Schuleintritt. Im nächsten Schritt können sie diese Form als Musterreihe sicher fortführen und die Hand fein gesteuert mitziehen / nachrutschen.

In diesem Ballon sollten die Kinder die Form, die zum verbundenen Muster führt, ca. 2-3 Mal ausführen. Teilweise gelingt es den Kindern nicht, sich gleichzeitig auf Form und Anzahl zu konzentrieren. Hier kann der Therapeut laut mitzählen. Fällt es dem Kind schwer, die Form wiederzugeben, sollte es sie zunächst nachspuren. Für einzelne Kinder ist es einfacher, Muster fortlaufend zu malen, als nach jedem einzelnen Muster zu stoppen, weil sie darüber mehr Bewegungsfluss erreichen. Oft ist die Ausführung dabei nicht formgetreu: Ecken werden abgerundet, Rundungen sind eckig, Geraden werden zu Bögen, Bögen zu Linien und teilweise treten an Kreuzungspunkten Raumunsicherheiten auf.

6.9 Erläuterungen RAVEK Beobachtungsbogen Grafomotorik Ballon 3 / Fortlaufende Grundmuster

Das Kind muss eine gute Formsicherheit und Bewegungssteuerung haben, um eine Musterreihe von Anfang bis Ende über eine leichte Nachrutschbewegung der Hand ausführen zu können. Dabei sollte das Muster mit einem gleichmäßigem Abstand, sowie annährend in der geforderten Größe und Form wiedergegeben werden. Diese Fähigkeit sollte sich das Kind im Laufe der 1. Klasse erarbeiten, um somit eine Grundlage zu haben, die verbundene Schrift zu erlernen. Über die Wiedergabe der verschiedenen Muster kann festgestellt werden, in welchem Bereich das Kind therapeutisch weiter unterstützt werden muss. Muster, die eine weiche, fließende Bewegung, also eine exakte Koordination verlangen, sind oft schwieriger zu malen als das „Zickzack". Ein Kind, das Unsicherheiten im Bereich der Richtungen und bei Überkreuzungen hat, biegt bei Schlaufen und umgedrehten Schlaufen am Kreuzungspunkt ab oder die Richtung der Schlaufen kippt innerhalb der Reihe in die andere Richtung um.

6.10 Erläuterungen RAVEK Beobachtungsbogen Grafomotorik Ballon 4 / Fortlaufende komplexe Muster

Der Wechsel von verschiedenen Mustern, unterschiedlichen Größen und häufigen Richtungswechseln ist die Grundlage für ein formsicheres Schreiben in einer verbundenen Schrift in angemessenem Tempo. Kinder mit Schwierigkeiten in der Wiedergabe der Muster haben in der Regel auch Schwierigkeiten, Buchstaben lesbar und in dem geforderten Tempo zu schreiben. Um als Therapeut/in die Schreibschwierigkeiten besser erfassen zu können, sollte das Kind beim Malen sehr genau beobachtet und die Schwierigkeiten analysiert werden.

7. Das linkshändige Kind

Linkshänder benutzen wie Rechtshänder für die meisten Handlungen ihre geschicktere Hand. Ob ein Kind Links- oder Rechtshänder ist, ist von Geburt an festgelegt und darf auf keinen Fall beeinflusst werden. Beim Kleinkind kann die Händigkeit teilweise schon mit 1 1/2 Jahren beobachtet werden. Durch sein tägliches Hantieren hat es herausgefunden, dass ihm motorische Tätigkeiten mit einer Hand exakter und schneller gelingen. Durch den verstärkten Gebrauch seiner dominanten Hand wird das Kind mit dieser Hand zunehmend geschickter. Mit 4, spätestens 5 Jahren sollte die Händigkeit deutlich erkennbar bzw. festgelegt sein und innerhalb einer Tätigkeit kein Wechseln mehr stattfinden.

Vereinzelt sind linkshändige Kinder zu beobachten, die einzelne Tätigkeiten, z. B. Schneiden, rechts ausführen. Dies kann seine Ursache darin haben, dass die Anleitung durch einen Rechtshänder erfolgte, das Kind diese Tätigkeit einem Rechtshänder exakt nachahmt oder als Werkzeug hier die Rechtshänderschere für einen rechtshändigen Gebrauch besser geeignet ist. Für diese spezielle Verrichtung hat es sich eine Arbeitsweise mit rechts erworben. Wenn diese einzelne Tätigkeit keine hohe kognitive Leistung erfordert und nicht täglich ausgeführt wird, kann sie bei gutem Resultat beibehalten werden.

Anders ist das beim Schreiben und beim Arbeiten mit der Computermaus. Hierbei handelt es sich um Tätigkeiten, die eine hohe konzentrations- und intellektuelle Leistung erfordern und viele Stunden des Lebens ausgeführt werden.

Linkshändige Kinder verarbeiten motorische Reize hauptsächlich in der rechten Hirnhemisphäre. Wenn sie das tägliche Schreiben und Arbeiten am Computer mit ihrer rechten Hand ausführen, kommt es zu einer Verarbeitungsstörung im Gehirn. Dies führt zu Konzentrationsproblemen, Schwierigkeiten mit Raumrichtungen und ist häufig mit einer schlechten Handschrift verbunden.

Beim Malen mit der linken Hand sollten die Kinder von Anfang an unterstützt und richtig angeleitet werden. Damit sie beim späteren Schreiben ihr Wort besser sehen können und mit ihrer Hand nicht über das geschriebene Wort wischen, müssen sie eine besondere Schreibhaltung einnehmen. Dazu liegt das Blatt links von der Mittelachse des Kindes und ist um ca. 30 ° nach rechts geneigt. Die Hand bleibt, wie beim rechts schreibenden Kind, unterhalb der Linie. An die Schräglage des Blattes müssen sich die Kinder langsam gewöhnen. Wird sie zu schnell eingeführt, malt das Kind seine senkrechten Striche zunächst schräg, d. h.

seine gemalten Häuser und Menschen kippen zur rechten Seite. Einige wenige Kinder berichten sogar, dass ihnen anfänglich übel wurde. Um dies zu vermeiden, sollte die Schräglage des Blattes möglichst vor der Schule, am besten im Kindergarten, eingeführt werden. Sie ermöglicht dem Kind, mit der Hand unterhalb der Schreiblinie zu bleiben. Später beim Schreiben mit dem Füller wird seine Schrift nicht verwischt. Um mit der Schräglage des Blattes vertraut zu werden, können im Vorschulalter Nachspürübungen auf einer Linkshänderunterlage durchgeführt werden. Somit hat das Kind beim Schuleintritt eine sichere Blatt- und Handhaltung. Besonders gut sind dafür die Nachspürübungen und Linkshänderunterlagen von Frau Dr. B. Sattler geeignet, die im Ludwig-Auer-Verlag erschienen sind. Die Unterlagen sind wie Schreibtischauflagen rutschfest gummiert und in verschiedenen Farben erhältlich. Die richtige Blattlage muss auf der Unterlage immer wieder eingeübt und korrigiert werden. Dazu ist es sinnvoll, das Kind mehrfach während der Übungen aufstehen und wieder an den Tisch kommen zu lassen. So übt es wiederholt, sich korrekt vor die Unterlage zu setzen und das Arbeitsblatt richtig aufzulegen. Gelingt ihm dies bei einem DIN A4-Blatt, sollte mit einem Heft, einem quer liegenden Blatt und einem DIN A5-Blatt geübt werden.

Im Unterschied zum rechts schreibenden Kind, das den Stift zieht, muss der Linkshänder den Stift schieben und sollte zum Nachrücken nach drei bis vier Buchstaben absetzen. Dieses unterbrochene Nachrutschen ist den Kindern vor allem beim Schreiben in der lateinischen Ausgangsschrift zu zeigen. Längere Worte wie z. B. „Waschmaschine" können nicht ohne Unterbrechung und Nachrutschen geschrieben werden. Das Kind muss sonst seine Finger und den ganzen Arm immer mehr strecken und verkrampft sich zusehends. Von daher ist die vereinfachte Ausgangsschrift oder Druckschrift durch die Unterbrechungen für linkshändige Kinder einfacher zu schreiben.

Wichtig ist, dass sie weiche Stifte haben und der Anfängerfüller ein Linkshänderfüller ist. Je nach Hersteller sind die Griffmulden unterschiedlich geformt und angeordnet oder der Schliff der Feder ist anders.

Da unsere Schrift von links nach rechts geschrieben wird, haben viele linkshändige Kinder auch bei einem schräg liegenden Blatt das Problem, dass sie ihr geschriebenes Wort schlecht sehen können. Für sie ist es besonders wichtig, den Stift nicht zu weit unten zu halten. Als Erinnerungshilfe hat sich ein kleines Gummiband, das um den Stift gewickelt wird, bewährt.

Schreibanfänger verdecken mit ihrer Hand das Wort am Zeilenanfang, auch wenn ihr Blatt schräg liegt. Von daher sollte ihnen das abzuschreibende Wort in einem Schreiblehrgang zusätzlich an den rechten Blattrand geschrieben werden. Über die Schreiblehrgänge erlernen die Kinder die Buchstabenformen und die Reihenfolge der Buchstaben im Wort. Beim Abschreiben müssen sie zum Vergleich immer wieder die Hand hochnehmen oder sie versuchen den unbekannten Buchstaben / das Wort aus dem Gedächtnis zu schreiben.

Linkshänder haben in der Regel eine andere Blickrichtung als Rechtshänder. Beim Linkshänder ist die spontane Blickrichtung, mit der sie Bilder betrachten, Bildgeschichten legen und anfänglich häufig auch schreiben und lesen, von rechts nach links. Die Kinder müssen bewusst lernen, dass unsere Schrift von links nach rechts gelesen und geschrieben wird. Dies führt dazu, dass sie teilweise länger als Rechtshänder Buchstaben, Worte und Zahlen verdrehen und teilweise von rechts nach links schreiben. Manche Kinder brauchen eine „kleine Erinnerungshilfe", um auf der linken Seite mit dem Schreiben und Lesen zu beginnen. Dabei kann ein Stempel oder ein Sternchen am oberen linken Blattrand helfen. Manchmal hilft dem Kind auch ein links getragenes Armband, um an den Start auf der linken Blattseite erinnert zu werden (Linkshänder tragen Schmuckstücke und Uhren in der Regel am rechten Handgelenk, da ihnen das Anziehen mit der linken Hand besser gelingt.).

Da die bevorzugte Blick- und Schreibrichtung bei Linkshändern von rechts nach links ist und Striche leichter aus dieser Richtung gezogen werden, schreiben sie häufig Buchstaben und Zahlen anders herum, als dies die Richtungspfeile in den Schreiblehrgängen vorgeben. Dies sind vor allem Buchstaben und Zahlen, welche die Kinder schon vor Schuleintritt schreiben können. Meist sind es die Buchstaben ihres Namens und einfache Worte. Diese werden dabei häufig von unten nach oben und von rechts nach links geschrieben. Lehrern und Eltern stellt sich bei dieser Beobachtung immer wieder die Frage, ob diese so genannte „richtungsfalsche Schreibweise" den Kindern wieder abtrainiert werden sollte. Dies ist nicht generell zu beantworten und muss im Einzelfall abgewogen werden. Dabei ist zu unterscheiden: Wenn das Schreibresultat gut ist und das Kind keine gravierende Raumlageunsicherheit hat, sollte es diese Buchstaben weiterhin so schreiben können. Diese Kinder haben sich in der Vorschulzeit eine gewisse Geläufigkeit angeeignet, welche die Grundlage für schnelles, flüssiges Schreiben ist. Sollte nun die Schreibrichtung der Buchstaben geändert werden, muss das Kind jedes Mal, wenn der Buchstabe oder die Zahl auftaucht, innehalten und überlegen, was es nun anders machen soll als bisher. Dies verlangsamt sein Schreibtempo, und das Resultat wird unter Umständen schlechter als zuvor. Kinder mit einer sicheren Richtungswahrnehmung haben später, wenn die Schreibschrift eingeführt wird, kaum Schwierigkeiten, diese andere Schreibrichtung mit der Einführung der Schreibschrift-Buchstaben zu erlernen.

Hat ein Kind allerdings massive Raumlageschwierigkeiten, sollte auf eine einheitliche Richtungsschreibweise gedrängt werden. Meist handelt es sich dabei um Kinder, die vor Schuleintritt auch nicht viel geschrieben haben.

Beim Sitzplatz des Linkshänders ist darauf zu achten, dass er links neben einem Rechtshänder sitzt. Ebenso ist es möglich, zwei Linkshänder nebeneinander zu setzen oder die linke Außenkante des Tisches als Sitzplatz zu wählen. Das Licht sollte von vorn, rechts oder oben einfallen.

Im Umgang mit Stiften und Papier gibt es für Linkshänder einige sinnvolle Gebrauchsgegenstände. Dazu gehören: Schreibunterlage für Linkshänder / Linkshänderspitzer / Linkshänderanfängerfüller / Linkshänderspiralblock (Spiralbindung befindet sich rechts oder oben) / Linkshänderschere (wenn sie benutzt wird) / eine nicht ergonomisch geformte Computermaus.

8. Kinder mit wechselndem Handgebrauch / unklarer Händigkeit

Kinder mit einer unklaren Handdominanz sind Kinder, die während einer Tätigkeit zwischen der linken und der rechten Hand hin- und herwechseln oder verschiedene Tätigkeiten einmal links und einmal rechts ausführen. Dadurch sind sie ungeschickt und vermeiden feinmotorisches Arbeiten. Diese Vermeidungshaltung ist ein Teufelskreis, da die Kinder keine motorische Geschicklichkeit und somit keine Automatisierung erreichen.

Die Händigkeit ist erblich festgelegt, ähnlich der Haar- oder Augenfarbe, kann aber von der Händigkeit der Eltern abweichen. Durch das Tun merkt das Kind, dass viele Tätigkeiten, die der Feindosierung, hoher Reaktionsgeschwindigkeit und Präzision bedürfen, mit seiner dominanten Hand besser gelingen. Diese setzt es verstärkt ein und erreicht darüber eine immer größere Geschicklichkeit. Dieser Prozess ist oft schon mit 1 1/2 Jahren sichtbar und sollte um das 5. Lebensjahr abgeschlossen sein. Bei einigen Kindern ist eine klare Handdominanz nicht sichtbar. Der Grund für einen wechselnden Handgebrauch kann verschiedene Ursachen haben. Einige Kinder vermeiden die Überkreuzung der Körpermittellinie. Bewegungen, die eine Kreuzkoordination erfordern, fallen ihnen schwer. Sie malen die rechte Blatthälfte mit der rechten Hand und auf der Linken mit links. Beim Schreiben haben sie häufig Schwierigkeiten mit Schlaufen und Richtungswechseln oder sie schieben das Blatt aus der Mittelposition auf die Seite ihrer Schreibhand.

Manche Kinder sind in ihrer Entwicklung verzögert, der Reifungsprozess des Gehirns ist verlangsamt und somit auch die Dominanzausbildung. Andere Kinder sind feinmotorisch ungeschickt. Sie probieren Tätigkeiten sowohl rechts als auch links, und das Ergebnis bleibt mit beiden Händen nicht zufrieden stellend.

Eine weitere Gruppe bilden meist sehr gut beobachtende Linkshänder. Durch Nachahmung sind sie in ihrem Handgebrauch durch ihre rechtshändigen Eltern oder Geschwister verunsichert. Einige Kinder werden sogar zu einem rechtshändigen Hantieren angehalten. Ihnen wird gesagt dass sie, die „schöne" oder „richtige" Hand benutzen sollen.

Darüber haben sie auch alltägliche Verrichtungen nicht automatisiert und müssen jedes Mal aufs Neue ausprobieren, mit welcher Hand es besser gelingt.

Auch bei beidhändigen Tätigkeiten muss jede Hand ihre spezielle Geschicklichkeit ausbilden. So entwickelt sich eine Spezialisierung für Haltearbeiten und für die kompliziertere Aktion. Beim Schneiden muss nicht nur die Hand, die die Schere hält, den Arbeitsprozess erlernen, sondern im Zusammenspiel auch die, die das Papier hält. Insbesondere bei Tätigkeiten mit einer Drehbewegung, z.B. Spitzen, Wasserhahn aufdrehen oder Aufschließen wissen die Kinder lange nicht, in welche Richtung gearbeitet bzw. auf- oder zugedreht werden soll.

Manche Kinder mit unklarer Händigkeit wechseln ohne Händigkeitsabklärung und Therapie noch bis ins Schulalter zwischen der rechten und der linken Hand. Beim Schreiben-Lernen wissen sie nicht, welche Hand sie dazu nehmen sollen. Durch das Hantieren mal mit rechts mal mit links bleibt die Handmotorik ungeschickt und das Kind hat Schwierigkeiten mit Raumrichtungen. So ist zu erwarten, dass es in der Schule Buchstaben und Zahlen verdreht, z.B. b/d, 6/9, bei Zahlen Einer- und Zehnerstellen vertauscht werden, z.B. 16/61, und das Kind in der Schreibschrift Schwierigkeiten mit dem schnellen Richtungswechsel der Buchstaben hat, z.B. bei g/G.

Diese Kinder wechseln bei einer Tätigkeit teilweise mehrfach ihre Arbeitshand.

Auf keinen Fall sollte ohne vorherige Händigkeitsabklärung durch einen erfahrenen zertifizierten Linkshänderberater ein gezieltes fein- oder grafomotorisches Training begonnen werden.

Um eine Handdominanz sicher und richtig herauszufinden, müssen viele gezielte und festgelegte Einzelbeobachtungen durchgeführt werden. Die Interpretation dieser Beobachtungen erfordert ein großes Erfahrungswissen. Existierende Tests können hinzugenommen werden, bringen aber alleine genommen kein verlässliches Ergebnis. Die richtige Handdominanz sollte sehr gewissenhaft herausgefunden werden, da eine falsche Entscheidung sich auf das weitere Leben des Kindes negativ auswirken kann.

Die Händigkeit ist Ausdruck der motorischen Verarbeitung in der gegenüberliegenden Hirnhemisphäre. Wird diese falsch festgelegt, kommt es zur fehlerhaften Verarbeitung. Somit führt diese Fehlbelastung zu Konzentrationsschwierigkeiten, Lernproblemen, Raumlageschwierigkeiten und zu einer feinmotorischen und grafomotorischen Ungeschicklichkeit. Wenn die Handdominanz bei einem Kind abgeklärt und sicher festgestellt wurde, sollte mit dem Kind, den Eltern und den miterziehenden Personen darüber gesprochen werden. Für das Kind und sein Umfeld ist es wichtig zu wissen, mit welcher Hand Tätigkeiten besser gelingen können. Gemeinsam muss es darin unterstützt werden, vermehrt diese Hand einzusetzen, um die Geschicklichkeit zu fördern. In der Therapie und zu Hause sollten in der Übungsphase vielfältige einhändige Tätigkeiten ausgeführt werden. Bei einem Handwechsel wird das Kind aufgefordert, seine dominante Hand einzusetzen. Vorteilhafter als die verbale Aufforderung ist es jedoch, die nicht dominante Hand als Haltehand einzusetzen, z. B. bei einer Dose, aus der etwas herausgenommen wird, oder zum Halten des Blattes.

Das Arbeitsmaterial wird gezielt auf die Seite der dominanten Hand gestellt. Am Anfang ist es für das Kind oft sehr hilfreich, ihm seine dominante Hand mit einem Stempel oder einem Armband zu verdeutlichen. Zu Hause, bei der Tagesmutter und im Kindergarten sollte das Kind positiv zu einem Gebrauch der dominanten Hand ermuntert werden. Dieser Prozess der Stabilisierung der dominanten Hand kann bis zu einem halben Jahr und länger dauern. Um die Festigung der Dominanz einzuleiten und positiv zu unterstützen, haben sich vielfältige Übungen mit der Überkreuzung der Mittellinie bewährt. Sie sollten den Eltern gezeigt und möglichst regelmäßig zu Hause weitergeführt werden.

9. Schulkinder mit grafomotorischen Schwierigkeiten

Immer wieder kommen Schulkinder mit verschiedenen Schreibschwierigkeiten in die ergotherapeutische Praxis. Ihre Probleme reichen von unleserlichen Schriften bis hin zu Schwierigkeiten durch verkrampftes, langsames Schreiben und Formunsicherheiten bei Buchstaben. Einzelne Buchstaben sind nicht spontan abrufbar oder Richtungsänderungen bei Schlaufungen können nur verlangsamt durchgeführt werden.

Zur Ermittlung der Ursache sollten die Kinder ihre aktuellen Schreib- und Rechenhefte sowie ihren Füller mitbringen. Aus den Heften müssen besonders auffällige Seiten kopiert und die Problembuchstaben, schwierigen Buchstabenverbindungen und die fehlerhaften und unleserlichen Zahlen farbig markiert werden. In der Therapiestunde sollten die Kinder einen kurzen Text mit ihrem Schreibgerät schreiben, der die Problembuchstaben oder Buchstabenverbindung enthält. Die exakte Beobachtung während des Schreibprozesses liefert wichtige Informationen für die Therapie.

Wichtig zum Erkennen und Verstehen der Schreibschwierigkeiten ist das Wissen darüber, wie das Kind schreiben gelernt hat. Bei manchen Kindern werden erst die Großbuchstaben, dann die Kleinbuchstaben der Druckschrift und später die Schreibschrift eingeführt. Andere lernen die Groß- und Kleinbuchstaben parallel und wieder andere sämtliche Buchstaben der Druck- und Schreibschrift gleichzeitig. Zur Fehleranalyse muss der Therapeut zudem die verbundenen Schriften: „Lateinische Ausgangsschrift", „Vereinfachte Ausgangsschrift" und „Schulausgangsschrift" kennen, da jede Schrift zu unterschiedlichen Schreibschwierigkeiten führen kann.

Vereinfachte Ausgangsschrift

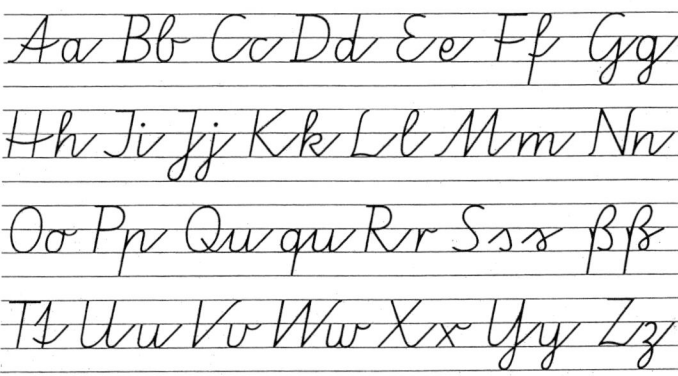

Lateinische Ausgangsschrift

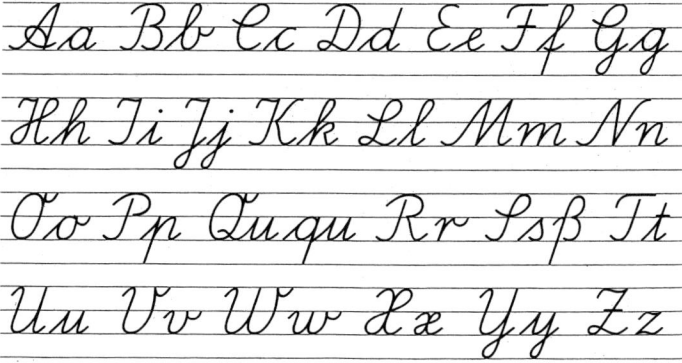

Schulausgangsschrift

Bei den Buchstaben der Druckschrift sind Schreibschwierigkeiten selten. Es sind relativ einfache Formen, die aus senkrechten, waagerechten, schrägen und gebogenen Linien zusammensetzt werden. Kleinbuchstaben der Druckschrift sind schwieriger zu schreiben als die Großbuchstaben. Sie müssen hauptsächlich zwischen Grund- und Mittellinie geschrieben werden und ihre Formen enthalten mehr Rundungen. Die Buchstaben b, d, p, q werden von Kindern mit Raumlageschwierigkeiten häufig verwechselt.

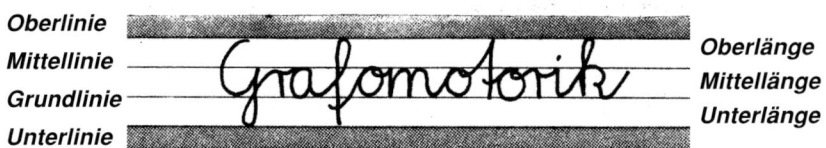

Einigen Kindern fällt es schwer, die Buchstaben mit den verschiedenen Längen zwischen Ober- und Unterlinie richtig zu platzieren.

Das Einpassen in die vorgegebenen Linienabstände bringt eine normierte Schriftgröße mit sich, die für einige Kinder viel zu klein und für andere wiederum zu groß ist. Für manche Kinder sind die vielen Linien der Schreibhefte für die 1. und 2. Klasse visuell stark irritierend. Sie finden sich beim Schreiben darauf kaum zurecht. Für sie sind farblich unterlegte Hefte eine große Hilfe.

Die Linierung ab der 3. Klasse legt nur noch die Größe der Mittellänge bei den Buchstaben fest. Darüber bietet sich eine individuelle Schreibmöglichkeit für die Ober- und Unterlänge. Manche Schüler kommen allerdings erst mit der Linierung ab der 4. Klasse in ein freieres, schnelleres Schreiben.

Kinder der Waldorfschulen schreiben größtenteils in nicht linierte Hefte. Sie haben über vielfältiges Formenzeichnen ein Gefühl für Größenverhältnisse und Abstände vor dem ersten Schreiben entwickeln können, das den Kindern der Staatsschulen häufig fehlt.

Schreibprobleme fallen oft erst beim Erlernen der verbundenen Schrift oder ab der 3. Klasse auf, wenn zusätzlich das Tempo und die Schreibmenge zunimmt. In der verbundenen Schrift sind flüssige und kleinräumige Bewegungen mit vielen Richtungswechseln notwendig, die gut koordiniert aus den Fingern und dem Handgelenk geführt werden müssen. Im Gegensatz zu den Einzelbuchstaben der Druckschrift hat das verbundene Schreiben den Nachteil, dass sich die Muskeln der Schreibhand zwischen den einzelnen Buchstaben kaum entspannen können. Somit verkrampfen sich einige Kinder beim Schreiben bereits innerhalb einer Zeile oder im Verlauf einer Seite.

Bei der Betrachtung von Handschriften viel schreibender Erwachsener fallen Unterbrechungen zwischen den Buchstaben im Wort auf. Der Grund sind individuell gefundene Buchstabenverbindungen und die dabei unbewusst gefundene Möglichkeit, die Handmuskeln ausreichend zu entspannen.

Welche Schreibschrift ein Kind lernt, ist von dem Bundesland abhängig, in dem es zur Schule geht. Der größte Unterschied liegt zwischen der „Lateinischen"- und der „Vereinfachten Ausgangsschrift".

Die „Lateinische Ausgangsschrift" wird in einem ununterbrochenen Band geschrieben. Das Kind lernt bei langen Wörtern wie z. B. „Waschmaschine" nicht, zum Nachrutschen abzusetzen. Für Linkshänder ist dies grundsätzlich schwierig.

Bei der „Vereinfachten Ausgangsschrift" besteht die Schrift aus Einzelbuchstaben, die beim Schreiben ohne Lücke aneinandergereiht werden. Um von einem Buchstaben zum nächsten zu gelangen, sind teilweise so genannte „Luftsprünge" nötig, die ein gutes Nachrutschen der Hand ermöglichen. Die Formen der Buchstaben sind klarer aufgebaut, ohne schmückende Formelemente und erinnern an Druckbuchstaben. Schlaufungen sowie Auf- und Gegenstriche wurden reduziert. Die Kleinbuchstaben beginnen und enden alle an der Mittellinie. Die Haltepunkte der einzelnen Buchstaben sind gleichzeitig die Anfangspunkte der nächsten. Die Form beim kleinen „e" bleibt unabhängig vom Vorbuchstaben, z. B. in der Verbindung „ne" und „re" gleich.

Das kleine „e" führt bei manchen Kindern allerdings zu Schreibfehlern. Es ist eine sehr kleine Form, die ungenau geschrieben oder vergessen wird.

Durch die klaren Richtungswendungspunkte kommt die Vereinfachte Ausgangsschrift den Kindern entgegen, denen eher ein gerades und kantigeres Schreiben entspricht. Für Kinder mit Wahrnehmungsstörungen oder Schwierigkeiten im Bereich der Grafomotorik ist sie einfacher zu erlernen und zu schreiben.

Die Buchstabenformen der „Lateinische Ausgangsschrift" beinhalten viele komplizierte Verschlaufungen, Richtungswechsel und Gegenstriche. Die Auf- und Abschwünge müssen exakt ausgeführt werden, damit der Buchstabe lesbar bleibt. Großbuchstaben G, H, J, X, Y und Z sind für Kinder mit Raumlageschwierigkeiten teilweise sehr schwer erlernbar und werden mitunter gezielt vermieden.

Bei taktil-kinästetisch unterempfindlichen Kindern und Schreibanfängern mit einer schlechten Auge-Hand-Koordination sind die Kleinbuchstaben a, c, d, g und o in ihrer Ausführung oft ungenau. Die Buchstaben der „Lateinischen Ausgangsschrift" kommen Kindern entgegen, die bevorzugt über runde Formen schreiben und denen Verschlaufungen leicht fallen.

Kinder, die generell Schwierigkeiten mit der exakten Wiedergabe von Längen und Größen formgleicher Buchstaben, wie e und l in der „Lateinischen Ausgangsschrift" haben, sollten lernen, Längen visuell abzuschätzen und Malübungen mit Strichen zu machen. Dazu sollten sie zu Beginn versuchen, ein Blatt mit Strichen gleicher Länge zu füllen. Im weiteren Übungsverlauf werden die Strichlängen variiert und Schrägen sowie Rundungen hinzugenommen.

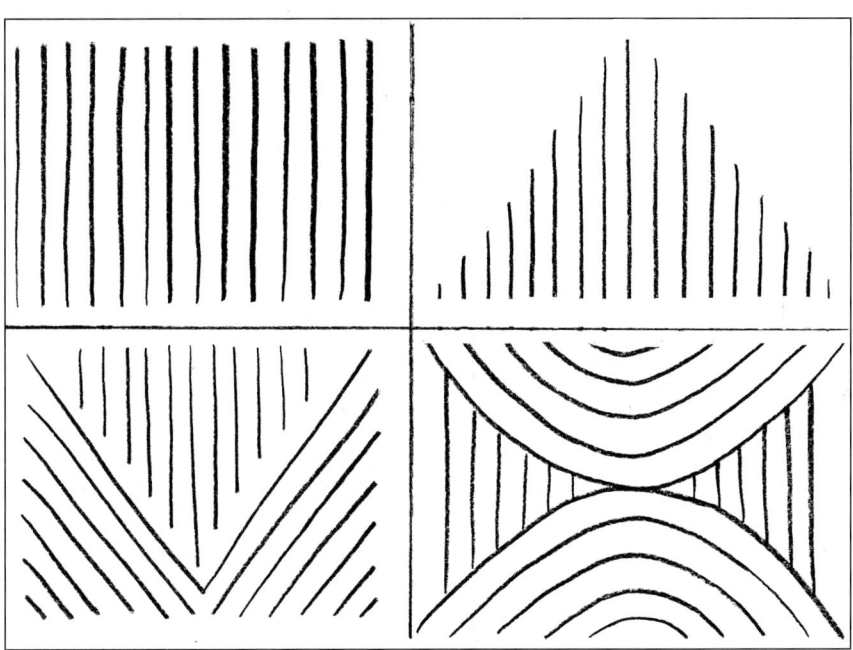

Auch Buchstaben, die eine ähnliche Form haben und sich nur durch ein kleines Detail unterscheiden, sind häufige Fehlerquellen, z. B. a und o, bei denen an die runde Form nur ein unterschiedlich langer Haken angesetzt wird. Bei h und k ist die Unterscheidung ein einfacher oder geschwungener Bogen.

Bei den Buchstaben m und n der „Lateinischen Ausgangsschrift" sowie v und w sind die Kinder beim Schreiben teilweise damit überfordert, die Bögen mitzuzählen bzw. sich aus dem Bewegungsgefühl heraus zu „erinnern", wie viele Bögen sie schon gemacht haben.

Manche Schriften sind dadurch unleserlich, dass die Buchstaben eng aneinander geschrieben oder weit auseinander gezogen werden. Bei Malübungen sollte dann verstärkt auf eine gleichmäßige Blatteinteilung und das Einhalten gleicher Abstände geachtet werden.

Bei wiederholter Unlesbarkeit einzelner Buchstaben oder Buchstabenverbindungen sollte eine andere Schreibweise probiert werden. So kann über die Kombination der „Vereinfachten-" mit der „Lateinischen Ausgangsschrift" oder der Druckschrift gearbeitet werden. Die neu erarbeiteten Buchstaben oder Buchstabenverbindungen müssen über zusätzliche Schreibübungen trainiert werden, um sie automatisiert schreiben zu können.

Die Schrift dient dazu, Information für den Schreibenden möglichst schnell festzuhalten oder an andere Menschen weiterzugeben. Dazu muss sie lesbar, d.h., wieder erkennbar sein. Ob sie schön oder nicht schön geschrieben ist, bleibt eine subjektive Meinung. Heftfüllende Schönschreibübungen, die extrem langsam und visuell kontrolliert geschrieben werden, verbessern eine Schrift nicht. Wichtiger ist es, dass Kinder ein Gefühl für Formen, Größen und Abstände bekommen. Dazu sollten sie über Formenzeichnen ein Gefühl für: gerade • gebogen • senkrecht • waagerecht • lang • kurz • weit • eng entwickeln.

Mitunter kann die Variation des Schreibgeräts, z. B. der Wechsel eines Füllers oder vom Füller auf einen Faserschreiber eine Handschrift und damit die Lesbarkeit verbessern. In der Praxis empfiehlt es sich, eine Sammlung verschiedener Füller, Gelschreiber und Kugelschreiber zu haben, welche die Kinder ausprobieren können.

Weitere Bücher der Autorinnen

Geschickte Hände
Feinmotorische Übungen für Kinder in spielerischer Form
verlag modernes lernen Dortmund
ISBN 978-3-8080-0637-5

Geschickte Hände zeichnen 1
Geschickte Hände zeichnen 2
Zeichenprogramme für Kinder von 5-7 Jahren
verlag modernes lernen Dortmund
ISBN 978-3-8080-0532-3 (Block 1)
ISBN 978-3-8080-0533-0 (Block 2)

Geschickte Kinder
Fotokarten- Übungsprogramm zum Thema Körperschema
verlag modernes lernen Dortmund
ISBN 978-3-8080-0384-8

Was ist los mit meinem Kind
Bewegungsauffälligkeiten bei Kindern
Verlag Urania
ISBD 3-332-01753-5

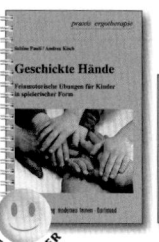
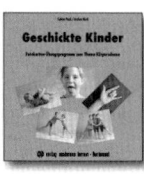
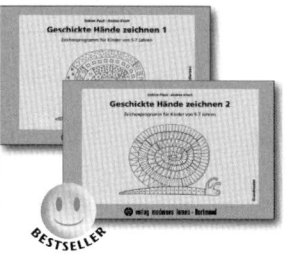
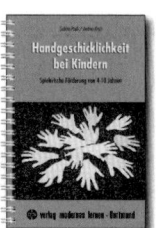
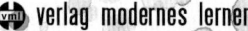